河北省科普专项项目编号 21557702K

轻松看懂化验单
图文解读健康密码

主　编　岳晓乐　纪　昕

U0332596

学苑出版社

图书在版编目(CIP)数据

轻松看懂化验单：图文解读健康密码 / 岳晓乐，纪昕主编 . — 北京 : 学苑出版社，2024. 12. — ISBN 978-7-5077-6929-6

Ⅰ . R446

中国国家版本馆 CIP 数据核字第 2024CL1831号

出　版　人 : 洪文雄
责 任 编 辑 : 黄小龙
出 版 发 行 : 学苑出版社
社　　　址 : 北京市丰台区南方庄 2 号院 1 号楼
邮 政 编 码 : 100079
网　　　址 : www. book001. com
电 子 邮 箱 : xueyuanpress@163. com
联 系 电 话 : 010 – 67601101(营销部)、010 – 67603091(总编室)
印　刷　厂 : 北京建宏印刷有限公司
开　　　本 : 710 mm×1000 mm　1/16
印　　　张 : 8.75
字　　　数 : 138 千字
版　　　次 : 2024 年 12 月第 1 版
印　　　次 : 2024 年 12 月第 1 次印刷
定　　　价 : 78.00 元

编 委 会

前　言

　　"化验"一词，相信我们每个人都不陌生，无论是去医院看病还是常规体检，医生都会开具一张或者多张化验单。那么，"化验"究竟是什么呢？

　　化验是通过实验室技术、医学仪器设备为临床诊断和治疗提供依据的一种方法。其作为一种重要的检测手段已成为现代临床医学的一个重要组成部分。化验后形成的化验单，又称检验报告单，是诊断疾病的一项重要依据。

　　但是，就普通患者而言，面对一张张化验单时往往感到茫然，即使有的化验单标明了正常值，也提示了检查指标数值的高低，读懂化验单中每一项内容的具体含义仍旧有些困难。没有专业医师的解释和指导，患者常常会感到一头雾水，而仅仅"点到为止"的指点，又会让患者忽略化验单的真实价值和重要的指示性意义。由于不理解或理解有误，反而会造成不必要的误会，给疾病的治疗带来隐患。鉴于此，我们编写了本书。

　　本书第一章介绍了检验、样品和检验报告基本常识，这是我们看懂化验单的基础。第二章至第四章分别是看懂临床常规检验报告、看懂临床生化检验报告、看懂临床免疫检验报告。每一部分附有我们耳熟能详的卡通医患对话图，亦有常见的化验单表格，且均以图文并茂的形式帮助患者揭开化验单的神秘面纱，清晰解读化验单相关内容，为大众答疑解惑。此外，本书中只罗列了检验报告中最主要的检验项目，而非完整的检验报告单。

我们以通俗易懂和易查易翻为目标，将化验单中最常见的项目简单介绍，并给出其参考区间与临床意义，以便于广大非医学专业人士阅读和检索。由于本书所述内容主要针对成人，参考区间亦适合成年人，部分儿童参考区间可查阅本书附表。由于水平有限，书中倘有不足之处，望广大读者予以指正。

编者

2024 年 7 月

目　　录

目
录

目

录

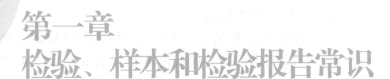

第一章
检验、样本和检验报告常识

第一节　检验报告基本知识

一、化验单如何分类？

我国幅员辽阔，医院众多且规模不一，所以化验单的内容和格式不可能做到完全一致。化验单上的检验项目，一般按检验标本的来源和（或）与疾病的关联程度进行组合，目的是方便临床医师对疾病进行初步判断时，考虑做哪些检验项目能支持或排除诊断（鉴别诊断），从而有利于疾病的进一步诊断和治疗。

血液标本的检验内容最为丰富，包括血液一般检验、血液生化检验、血液免疫学检验等，因此有多种检验报告单。根据被检测物质的类别进行归类，如血液生化检验常分为糖类、蛋白质类、脂类、酶类和激素类等检验项目。根据常见疾病进行归类，如血液免疫学检验划分病毒性肝炎、肿瘤标志物、自身免疫性疾病等专用化验单。而有些生化检验项目与心脏、肝脏、肾脏等重要器官的功能关系十分密切，因此又分别组合出心肌酶、肝功能、肾功能等化验单。

二、化验单的一般栏目有哪些？

任何种类的化验单都含有患者基本信息、临床医师、检验部门、检验人员等基本信息。

1. 患者姓名、年龄、性别　有些疾病与年龄、性别关系密切，不少检验项目的参考区间随年龄、性别的差异而变化。因此当我们拿到化验单时，首先要看一下报告单上姓名、性别和年龄有无出入。

2. 门诊病历号、住院号、病床号、科别　每位患者通常在某一特定医院只有一个病历号或住院号。就诊时，所有的检验报告单都会填写患者特有的一套编号，如果是住院患者，其入院病史、住院病史及出院小结的编号均保持一致，这样可以方便查阅。

3. 送检医师、送检日期　这两个栏目由申请检验的医师负责记录。

4. 临床诊断　这是医师综合病人的主诉、体格检查和（或）其他辅助检查后得出的初步临床诊断，或是患者已经被明确诊断的疾病名称。

5. 标本种类　此栏目反映检验标本的来源。不同的标本来源虽可测定同一名称的检验项目，但参考区间完全不同。检验标本通常包含血液、尿液、粪便、白带、痰液、胸腔积液、腹腔积液、脑脊液、骨髓等。

6. 样本编号、条形码号　这是标本采集顺序的自然编号，主要供检验部门使用。

7. 报告日期、检验者和审核者　任何种类的化验单均包含这三个基本栏目。"检验者"要求操作者签名或填上检验代号；"审核者"是全权负责检验结果的责任人，必须签名或盖章。

三、化验单的参考区间如何理解？

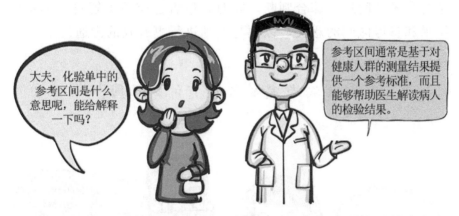

参考区间，也称为参考范围或正常范围，是医学诊断中用于解释和评估实验室检验结果的一个重要概念。它代表了在健康个体中观察到的某个特定生理或生化指标的正常变动范围。临床医师通常使用这个范围来判断患者的检验结果是否正常，或者是否存在某种潜在的健康问题。

参考区间是一个统计概念，通常基于对健康人群的测量结果。它的目的是提供标准区间，帮助临床医师解读患者的实验室检验结果。参考区间的确定通常基于大量健康个体的测量结果。这些数据经过统计分析（如均值、标准差等），以确定指标的正常变动范围。参考区间可能因不同人群特征（如年龄、性别、种族等）而异。

不同的实验室方法或设备也可能导致参考区间的差异。如果患者的检验结果落在参考区间内，通常认为这个指标是正常的。如果结果高于或低于参考区间的上限或下限，可能需要进一步评估或诊断。

参考区间不是绝对的，它只是一个统计学上的范围。即使检验结果在正常范围内，也不一定能完全排除疾病的可能性。随着医学研究和实验室技术的进步，参考区间可能会进行更新。医生会定期查阅最新的指南和文献，以了解参考区间的变化。针对个

第一章　检验、样本和检验报告常识

性化医疗的考虑，在某些情况下，特别是针对慢性病患者或接受特殊治疗的人群，可能需要制定个性化的参考区间。

了解参考区间的意义和内容对于正确解读和应用实验室检验结果至关重要。临床医师需要根据患者的具体情况和临床背景，结合参考区间进行综合判断。同时，患者也应该了解自己的检验结果和参考区间的意义，以便与医师进行更有效的沟通。

四、定量检测与定性检测有什么不同？

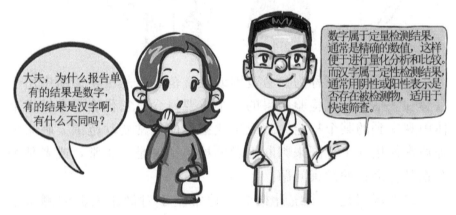

定量检测与定性检测是医学检验研究及实际应用中常见的两种检测手段。

定量检测结果通常是精确的数值，能反映被检测对象的量化特征。定量检测关注具体数值的测量和计算，结果通常以具体数值或图表形式呈现，便于进行量化分析和比较。在医学领域，定量检测可用于血液生化指标的测定，如血糖、血脂等。其优点在于能够提供精确的数值数据，有助于深入研究和分析；缺点可能包括检测成本较高、操作过程较复杂。

定性检测结果通常用"＋""－"或"阴性""阳性"表示，旨在识别、分类或鉴别被检测对象。定性检测则关注被检测对象是否具有某种性质或特征。结果通常以文字描述或简单标识形式呈现。优点在于检测速度快、操作简便，适用于现场快速筛查；缺点可能在于结果不够精确，难以进行量化分析。

五、检验报告常用计量单位有哪些？

在医学领域中，检验报告作为信息传递的关键载体，其精确性与清晰度直接关系到最终决策的准确性。而在检验报告中，计量单位的选择与运用更是至关重要的一环。了解并正确使用这些单位对于准确解读医学检验报告具有重要意义。下面介绍几种检验报告常用计量单位。

1. 质量单位　质量是衡量物质多少的物理量，在医学检验中，常用的质量单位有以下几种。

（1）克（g）：国际单位制中的基本单位，常用于衡量样本的质量，如血液、尿液等。

（2）毫克（mg）：为克的千分之一，常用于衡量微量物质的质量，如某些激素、药物等的含量。

（3）微克（μg）：为毫克的千分之一，用于衡量极微量的物质质量。

2. 浓度单位　浓度是指溶质在溶液中的含量，在医学检验中，常用的浓度单位有以下几种。

（1）摩尔/升（mol/L）：表示每升溶液中所含溶质的摩尔数，是化学中常用的浓度表示方法。

（2）毫克/升（mg/L）：表示每升溶液中所含溶质的质量，常用于临床生化检验中。

（3）国际单位/升（IU/L）：用于表示生物活性物质的浓度，如酶、激素等。

3. 体积单位　体积是物质占据空间的大小，在医学检验中，常用的体积单位有以下几种。

（1）升（L）：体积的基本单位，常用于表示大容量液体。

（2）毫升（mL）：升的千分之一，是医学检验中最常用的体积单位，如血液采集量、试剂使用量等。

4. 压力单位　某些仪器（如血气分析仪）需要测量压力，在医学检验中，常用的压力单位有以下几种。

（1）帕斯卡（Pa）：压力的国际单位，用于表示单位面积上受到的压力大小。

（2）毫米汞柱（mmHg）：一种传统的压力单位，常用于表示血压、气体压力等。

5.能量单位　能量单位用于表示涉及的能量转换或消耗，在医学检验中，常用的能量单位有以下几种。

（1）焦耳（J）：能量的国际单位，用于表示热量、做功等。

（2）卡路里（cal）或千卡（kcal）：常用于表示食物中的能量或人体消耗的热量。

6.酶活性单位　酶活性单位用于表示酶催化反应的能力，在医学检验中，常用的酶活性单位有以下几种。

（1）国际单位（IU）：一种相对活性单位，用于表示酶或其他生物活性物质的活性。

（2）酶活力单位（U）：表示单位时间内催化一定量底物转化的酶量。

7.时间单位　时间单位是描述事件持续长短的计量单位，在医学检验中，常用的时间单位有以下几种。

（1）秒（s）：时间的基本单位。

（2）分钟（min）：常用于表示某些检测或反应的持续时间。

（3）小时（h）：用于描述长时间段的检测或观察，如连续监测血糖等。

温馨提示：由于各个医院化验所采用的各种检测仪器的规格、型号及所用的试剂不同，因此，报告格式、打印内容与提示符号以及参考范围也有所不同。

六、拿到化验单时应如何阅读？

1.核对基本信息　当我们拿到化验单时首先要做的就是核对报告单上的个人信息（姓名、性别和年龄），避免取到同名同姓的化验单。因为有一些检验项目的参考区间和性别相关，如果有误，应及时联系实验室进行核实。其次应核对标本种类、申请项目等信息。

2. 关注化验单复查或备注信息　化验单上复查信息是对化验项目出现的特殊状况的重要解读，如有些血常规报告单上会在复查信息处标注"镜下可见成堆血小板，建议更换抗凝剂后再进行重新检测"；化验单备注信息也要关注，通常会有"标本严重溶血，建议重新采集样本"等一些建议或标注。这时需要找医生进行解读和后续处理。

3. 关注检验结果及提示信息　多数化验单结果栏后通常会有提示栏，标有上升或下降的箭头。这是检测结果和参考区间进行比较后得出的结果，上升箭头通常表示结果升高，下降箭头表示结果下降。通常认为没有箭头就是完全正常，这种想法并不完全对。没箭头时不一定真没事，有箭头也不一定真有事。不能以一次化验结果为准，因为一次化验只反映人体某一时刻的情况，有些疾病的确诊还需要多次检查来确定。有些激素化验单会列出不同条件下的参考区间，没有箭头提示，需要自己找到对应的条件进行比较，这种化验单通常需要医生来进行专业解读。

4. 关注化验单底部信息　报告单上有的检测项目旁有"★"号或"▲"号的，这些是一单通的意思，也就是说这些有星号的项目可以在某些三甲医院共用。不需要反复检查，避免了重复化验，一般在报告单底部会有详细说明。在底部还通常有实验室的联系方式，有任何问题可电话联系实验室。

第二节　检验样本基本知识

一、常见血液样本类型有哪些？

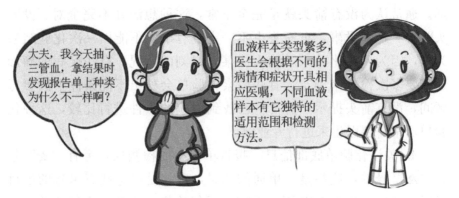

　　在医学检验中，血液样本是最常用的样本类型之一，通过对不同种类的血液样本进行分析，医生能够获取关于患者健康状况的丰富信息。以下是医学检验中常见的血液样本类型及其简要介绍。

　　1. 全血标本　全血标本是指直接从患者静脉采集的未经过任何处理的血液。全血样本中包含红细胞、白细胞、血小板以及血浆等所有血液成分，常用于血常规检查、血型鉴定、交叉配血等。

　　2. 血浆标本　血浆标本是通过离心运动将血液中的有形成分（红细胞、白细胞和血小板）去除后得到的淡黄色液体。血浆样本中含有各种血浆蛋白、电解质、代谢产物以及凝血因子等，适用于凝血功能、电解质分析、免疫功能等检测。

　　3. 血清标本　血清标本是在血液凝固后，通过离心运动去除血凝块和细胞成分得到的上清液。血清标本常用于生化检验、免疫检验和内分泌检验等项目，如肝功能、肾功能、血糖、血脂、免疫抗体等检测。

4. 特殊检验标本　特殊检验标本是指根据特定检验项目需求而采集的特定血液样本。这些样本可能需要进行特殊处理或保存，以满足特定检验方法的要求。特殊检验标本的种类繁多，如用于基因检测的外周血单核细胞样本、用于流式细胞术分析的淋巴细胞样本等。这些特殊检验样本在遗传学疾病、肿瘤免疫性疾病等方面的研究中发挥着重要作用。

总结而言，医学检验中血液样本类型繁多，每种样本类型都有其独特的适用范围和检测方法。在选择样本类型时，医生会充分考虑患者的病情、检验目的以及样本采集的可行性和准确性。

二、常见尿液样本类型有哪些？

尿液样本是医学检验中常用的一种标本，对于诊断泌尿系统疾病、内分泌系统疾病以及部分全身性疾病具有重要意义。根据采集时间和目的的不同，尿液样本分为多种类型，常见的尿液样本类型如下。

1. 晨尿样本　晨尿是指患者清晨起床后的第一次尿液。晨尿因在膀胱内停留时间较长，各种成分浓缩，有利于尿液有形成分的检查，可用于肾脏浓缩功能的评价。此外，晨尿还可用于尿常规、尿沉渣等项目的检查。

2. 随机尿样本　随机尿是指患者随时随地排出的尿液，不受时间限制，采集方便。随机尿主要用于尿常规检查和筛查泌尿系统疾病。需要注意的是，由于随机尿的成分可能受饮食、运动等因素影响，因此其结果可能存在一定的波动。

3. 特殊体位尿　特殊体位尿是指在特定体位下采集的尿液，如直立位尿、卧位尿等。特殊体位尿主要用于尿路梗阻、肾下垂等疾病的诊断。通过不同体位下的尿液检查，有助于了解患者尿路结构和功能的变化。

4. 餐后尿样本　餐后尿是指患者在进餐后一段时间内的尿液。餐后尿主要用于检查因饮食引起的尿液成分变化，如尿糖、尿酸等。通过餐后尿的检查，有助于了解饮食对患者尿液成分的影响。

5. 无菌尿样本　无菌尿是指经过严格消毒处理，确保无菌状态下采集的尿液。无菌尿样本主要用于尿培养、药敏试验等微生物学检查，以明确尿路感染的病原菌及药物敏感性。

6. 计时尿样本　计时尿是指在规定时间内收集患者排出的尿液，用于评估肾功能、尿路感染等疾病的诊断。常见的计时尿包括 3 小时尿、6 小时尿等。计时尿的采集需严格控制时间，从而确保检测结果的准确性。

7. 12 小时尿样本　12 小时尿是指患者连续 12 小时内排出的尿液。12 小时尿样本主要用于测定尿液中的成分总量，但采集时间较短，适用于特定情况下的检查。

8. 24 小时尿样本　24 小时尿是指患者连续 24 小时内排出的所有尿液。24 小时尿样本主要用于测定尿液中的成分总量，如尿蛋白、尿糖、尿酸等以评估肾功能、内分泌功能等。采集 24 小时尿样本时，需确保尿液的完整性和准确性，避免遗漏或污染。

综上所述，医学检验中常见的尿液样本类型多样，每种类型都有其特定的采集方法和应用范围。医务人员会根据患者的具体情况和检查需求，选择合适的尿液样本类型，确保检验结果的准确性和可靠性。同时，患者在采集尿液样本时也应积极配合，遵守医嘱，以确保检查的顺利进行。

三、其他体液标本类型有哪些？

体液标本也是医学诊断中常用的一类检验样本，它们可以提供关于患者身体状况的重要信息。以下是几种体液标本类型的简要介绍。

1. 脑脊液　脑脊液是存在于脑室及蛛网膜下腔的一种无色透明的液体，包围并支持着脑及脊髓，对外伤起一定的保护作用。脑脊液标本通常通过腰椎穿刺采集，用于检查中枢神经系统感染、出血、肿瘤等病变。

2. 积液　胸腔积液是指胸腔内存在的液体，而腹腔积液则是指腹腔内异常积聚的液体，这些液体的存在可能与感染、炎症、肿瘤等多种疾病有关。胸、腹腔积液标本的采集和分析有助于诊断胸腔和腹腔内的病变。

3. 胃液　胃液是胃内分泌物的总称，包括盐酸、胃蛋白酶原、黏液和内因子等，具有消化食物、杀菌和保护胃黏膜的作用。通过采集胃液进行分析，可以了解胃部的分泌功能、酸碱度以及是否存在感染或炎症等情况。

4. 精液　精液是男性生殖系统的分泌物，主要由精子和精浆组成。精液分析是评估男性生育能力的重要手段，可以了解精子的数量、活力、形态以及是否存在感染或炎症等问题。

5. 阴道分泌物　阴道分泌物是女性生殖系统分泌的液体，包括宫颈分泌物、前庭大腺分泌物及阴道黏膜渗出物等。通过采集阴道分泌物进行检查，可以诊断是否存在阴道感染、炎症以及性传播疾病等。

这些体液标本的采集和分析通常需要由专业的医护人员进行，以确保样本的准确性和可靠性。同时，患者也需要根据医生的建议进行相应的配合，以便及时诊断和治疗疾病。

第三节　体检和化验前的准备工作

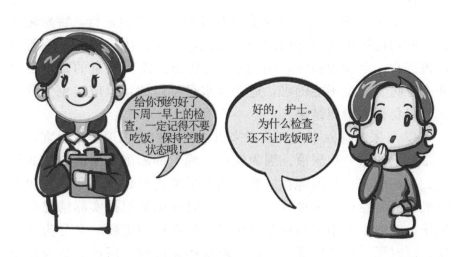

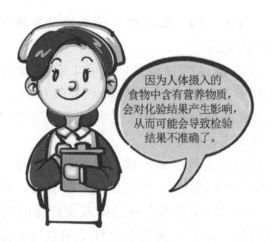

因为人体摄入的食物中含有营养物质，会对化验结果产生影响，从而可能会导致检验结果不准确了。

为了确保体检和化验结果的准确性，受检者在接受检查前需要做好充分的准备工作。下面将从饮食调整、生活习惯、穿着以及特殊注意事项等方面，为大家介绍体检和化验前的准备要点。

1. 清淡饮食　在体检前的 1-2 天，建议受检者饮食应以清淡为主，尽量避免油腻、辛辣、高糖、高盐等刺激性食物。同时，要增加蔬菜、水果等富含纤维素和维生素的食物摄入，以保持身体的良好状态。

2. 禁酒及含血食物　体检前至少 24 小时内应禁止饮酒，因为酒精会影响肝功能、血脂等多项指标的检测结果。此外，还应避免食用含血食物，如鸭血、猪血等，以免影响血液检测结果的准确性。

3. 保持空腹状态　大多数体检项目需要空腹进行，特别是血糖、肝功能等生化指标的检测。因此，建议在体检前一日晚餐后不再进食，至少保持 10 小时的空腹状态。需要注意的是，空腹并不意味着完全不能喝水，适量饮水是可以的，但应避免大量饮水，以免影响检测结果。

4. 取尿的注意事项　一般来讲，尿液检查以取晨尿为宜，也就是早上的第一次尿液。因为经过一晚上的睡眠，尿液中的血细胞、上皮细胞、管型等在尿液中的含量都比较稳定，所以晨尿比随机尿的阳性检出率更高。当然，有时候也要根据实际情况取随机尿，一般主要用于体检及门诊等。根据检测需要，又分为餐后尿、定时尿、中段尿等，一般在取这些尿液时，医护人员或检验师会提醒受检者有关注意事项。

5. 取粪便的注意事项　取粪便时，要注意正确操作，不然会影响检测的准确性。首先，取粪便的容器要干净，尽量用医院提供的器材，避免随地取材；其次，粪便内不要混杂尿液、水及其他杂质；其三，在取粪便后，应该在 1 小时之内送检，以避免时间过长造成结果的不准确；最后，受检者在取粪便样本，特别是做隐血试验时，留取标本前 3 天要禁食动物血、肉及青菜或含铁量高的食物。

6. 穿着简便　体检当天，受检者应穿着宽松、舒适、便于穿脱的衣物，避免穿着紧身衣、连衣裙等可能妨碍检查的服装。同时，在前往体检地点时，应尽量避免携带金属物品，如手机、钥匙等。这些物品可能会干扰某些检查设备的正常运行，影响检查结果的准确性。

7. 女性特殊准备　女性受检者在体检前应注意避开月经期，以免影响妇科检查的准确性。同时，在体检前三天内避免进行阴道冲洗或使用阴道栓剂等药物，以确保检查结果的可靠性。

8. 慢性病服药提示　对于患有慢性病（如高血压、糖尿病等）的受检者应在体检前咨询医生是否需要调整药物剂量或暂停服药。一般情况下，慢性病患者在体检当天仍应按时服药，但具体应根据医生建议进行。

9. 体检前避免同房　为了确保体检结果的准确性，建议在体检前一段时间内避免同房。这是因为性生活可能会影响某些检查项目的结果，如尿常规、前列腺液检查等。因此，受检者应在体检前合理安排好个人生活，确保身体处于最佳状态。

总之，体检和化验前的准备工作对于确保检查结果的准确性至关重要。受检者应遵循上述建议，做好充分的准备工作，以便顺利完成体检和化验过程。同时，如有任何疑问或特殊情况，应及时咨询医生或体检机构工作人员，以获得专业的指导和建议。

第四节　影响检验结果的常见因素

影响检验结果的常见因素有很多，这些因素可能来自多个方面，包括检验前、检验中以及检验后的各个环节。以下是一些主要的常见因素。

一、检验前的影响因素有哪些？

1. 受检者状态的影响

（1）年龄因素：新生儿的红细胞和血红蛋白较高，出生后逐渐降低，同时可出现胆红素的增高；与成人相比，儿童的生物酶活性较高，而免疫球蛋白的浓度较低；胆固醇、低密度脂蛋白等指标也会随年龄逐渐增高。

（2）性别因素：许多检验结果都表现出性别的差异。男性高于女性的项目有：谷丙转氨酶、谷草转氨酶、γ-谷氨酰转移酶、碱性磷酸酶、总蛋白、白蛋白、胆红素、肌酐、尿酸、胆固醇、甘油三酯、低密度脂蛋白及男性相关激素等；女性高于男性的项目有：高密度脂蛋白胆固醇、网织红细胞及女性相关激素等。女性妊娠期及月经期对部分检验项目也有显著影响，如孕期出现白细胞计数、血浆铜蓝蛋白、甲状腺激素、孕酮、雌激素、催乳素、血清纤维蛋白原、甲胎蛋白和 hCG 增高，红细胞沉降率增快等；铁、镁、钙、血红蛋白、血细胞比容、红细胞计数、血清总蛋白和白蛋白减少等；正常女性纤维蛋白原含量不能超过 4g，而临产前孕妇达到 8g 仍属正常范围。可见，不同性别和同一性别的不同生理时期对检验结果的影响是不容忽视的重要内容。

（3）饮食因素：饮食对检验结果的影响取决于个体代谢功能状态、饮食成分和进食时间。进食后立即检查对血糖、血脂、转氨酶、总蛋白、尿素、胆红素及电解质有影响；饮酒可导致甘油三酯持续升高；长期酗酒可致 GGT 水平升高；长期高脂饮食者会引起高脂血症和高蛋白血症；长期素食者会引起贫血和低蛋白血症；长期吸烟者可使氨茶碱、咖啡因代谢加快，而且会使血液中维生素 C 和维生素 B 水平降低，还会使血细胞比容、血红蛋白和碳氧血红蛋白等升高。

（4）精神紧张和运动因素：高度紧张可导致多种生理指标的改变；运动可导致电解质、碱性磷酸酶、肌酸激酶、胆红素、尿素、尿酸等升高；剧烈运动还可能导致转氨酶的升高；长期运动可导致性激素分泌量的变化，并使高密度脂蛋白水平增高。

（5）种族因素：不同的种族可有不同的遗传性疾病。例如，镰形红细胞性贫血多见于非洲黑人，珠蛋白生成障碍性贫血和 G6PD 缺乏症常见于中亚和中国南部沿海地区等。

（6）自然环境因素：由于生活环境的变化，如气候、气压、污染等因素可导致部分基础成分的变化。例如，长期生活在高原地区居民的红细胞计数、血红蛋白含量和血细胞比容都比平原地区居民高；污染严重的地区居民的部分生化指标基础值可发生变化等。

（7）药物和毒品因素：药物的治疗和毒品的毒害本身就是通过改变相应生理生化指标而起作用的。如长期使用口服避孕药可导致转铁蛋白、甘油三酯及血清多种酶发生变化；抗真菌、抗结核的有些药物（甚至阴道栓剂）可导致转氨酶升高 1—4 倍。吗啡可使胰岛素、去甲肾上腺素等降低，并导致转氨酶、碱性磷酸酶、淀粉酶和脂肪酶升高；服用铁剂、维生素 C 可干扰粪便潜血试验；大麻可使尿素和胰岛素升高而使肌酐、尿酸、血糖降低等。

（8）干扰物质：临床检验过程中，检验结果可以受到不少物质的干扰。例如高脂血症、高黄疸血症会干扰一些利用比色法检测的生化结果；各种原因导致的轻微凝血可明显影响凝血功能的检查等。

因此，评价检验结果时，要了解受检者年龄、种族、饮食用药及有无吸毒史、生活环境及生活习惯，甚至精神状态等多种影响因素。

2. 标本采集、保存及运输过程的影响

（1）抗凝剂的影响：枸橼酸钠和草酸盐对血小板计数有影响，肝素对白细胞计数有影响，因此，不适合用作血细胞分析标本的抗凝剂；EDTA、枸橼酸钠和草酸等对细胞的分裂、转化有影响，因此不适合做淋巴细胞培养及相关分析试验等。

（2）采样因素对结果的影响：患者仰卧位 10 分钟后测定的肘静脉血液细胞、蛋白和蛋白质结合物比直立位至少高 3%—8%；采样时间对铁浓度、皮质醇、肾上腺素和去甲肾上腺素、生长激素等影响较大；长时间过度加压、不正确穿刺、急抽、急注等导致的溶血对多种离子、蛋白及生物酶浓度有影响等。

（3）标本储存、运输过程的影响：运送容器的质量、无菌情况、温度都对检验结果产生重要影响。如容器对微量元素的吸收，对核酸、生物酶或蛋白质的吸附；对标本的污染，被检对象的分解、活性降低，微生物的抑制或死亡等。标本储存时，血细胞的代谢活动、蒸发升华作用、化学反应、微生物降解、渗透作用、光学作用等，直接影响检验物质的质量。比如，血糖会因血细胞的代谢而降低；凝血因子极不稳定，随着时间的延长、环境温度的升高而逐渐失去活性等。

（4）溶血对检验结果的影响：溶血主要指红细胞被破坏，其细胞内成分释放到血浆或者血清的现象。溶血影响检验结果的原因有：①红细胞内成分进入血浆或血清使检测结果升高，如胆红素、乳酸脱氢酶、转氨酶和血钾等；②细胞的成分可干扰检测反应过程；③干扰检验结果的判定，如比色试验、配血试验等。

常见引起溶血的原因有：①注射器、针头、容器不干燥，或者穿刺处消毒剂未擦干即进行穿刺；②注射器和针头连接不紧或注射器漏气，采血时有空气进入；③压脉带捆扎时间过久或者穿刺不顺利；④抽血速度太快或太慢；⑤血液注入容器时未取下针头，或者推力过大、速度过快；⑥用力振荡盛血容器，或者容器内添加剂（如抗凝剂、促凝剂）不合格；⑦血液存放时间过长或冻结后复融；⑧患者病理原因或其他原因等。

二、检验中的影响因素有哪些？

1. 检测方法　适当的检测方法可以避免标本内非特异性的影响。同时，检验方法对仪器设备、标本预处理、操作人员业务水平、最低质量控制、试剂质量、环境等要求不同，可以直接影响检验结果的及时性和准确性。

2. 试剂和仪器　试剂或试剂盒本身的质量低劣、运输和保存不当、产品过期失效等，均可以严重影响检测过程及检测结果。影响仪器正常运转的因素有以下几种：①仪器超负荷使用或超期使用；②电源不稳定或开关机程序错误；③环境温度或实验方法改变后，相关参数未改变；④操作失误或进行预防性维护后未校正相应参数。

3. 校准物和质控品　校准物和质控品与被检标本的同一性程度，可以影响试剂、仪器工作的有效性。试剂及仪器生产商常用校准物来保证产品的合格；实验室通常用质控品来评估一个检测方法的精确性和准确性，或者用来观察某次实验过程的有效性。

4. 可行性控制　检验人员在签发检验报告前，应核查所有分析结果，并结合患者的年龄、性别及标本种类，甚至通过与临床医师沟通分析检验结果是否相符；如果不相符，应重新检测标本或重新采集标本检测。

三、检验后的影响因素有哪些？

包括检验结果的报告形式、检验数据的单位选择、参考值和参考值范围的选择、报告单的发送时间及过程，以及对检验结果的理解或解释等多方面因素。

为了确保检验结果的准确性，临床医师、实验室工作人员和患者都需要共同努力，注意并控制这些潜在的影响因素。在采集标本前，患者应遵循医生的指导，做好相应的准备；实验室应确保设备和试剂的质量，并严格按照操作规程进行操作；医师在解读检验结果时，应充分考虑患者的个体情况和可能影响结果的因素，以确保诊断的准确性和有效性。

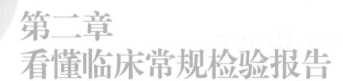

第二章
看懂临床常规检验报告

第一节 血"疑"——血常规检验

一、血液是什么?

血液是在心血管系统中循环流动着的液体,由血浆和血细胞两部分组成,在实现体内物质运输及维持机体内环境稳定中起重要的作用。

人体内含有大量的液体,称为体液,约占体重的60%。其中大部分存在于细胞内,称为细胞内液,是构成细胞质的基本部分,约占体重的40%。小部分存在于细胞外的体液,称为细胞外液,是细胞直接生活的环境,即内环境。它包括存在于组织间隙中的组织液和存在于心血管系统中的血浆等,分别占体重的15%和5%。

人体绝大多数细胞与外界隔离,生活在细胞外液,即内环境中。只有通过细胞外液,才能与外界环境之间进行物质交换。由于血浆流经全身,形成了全身的体液联系,是沟通各部分组织液以及和外界环境进行物质交换的重要中间环节。

人体生存的外界环境经常变化，内环境也会随之有一些变化，但人体内有多种调节机理可使内环境中的理化因素在不超出正常生理范围的情况下变动，并保持动态平衡，称为稳态（内环境相对恒定）。稳态是机体自由独立生活的必要条件，此时新陈代谢才能正常进行。

（一）血液的组成

1. 血浆　血浆是一种含有多种溶质的水溶液，其中水分占91%—92%，还含有分子大小与结构都不相同的蛋白质、多种电解质、营养成分、代谢产物及气体等。血浆各种成分的含量常在一定范围内变动，但在患病时，某些化学成分的含量则可高于或低于此范围。因此，临床上常通过测定血浆的质和量，以帮助某些疾病的诊断。

2. 血细胞　包括红细胞、白细胞和血小板。

（1）红细胞（RBC）：正常成熟的红细胞无核，呈双凹圆盘形。细胞质内含有大量血红蛋白。运动时比安静时多；长期居住在高原地区的人比居住在平原地区的人多。在末梢血液中，如果红细胞数量、血红蛋白含量及血细胞比容低于正常，或其中一项低于正常，称为贫血。红细胞的主要功能是运输氧气和二氧化碳，并能缓冲血液酸碱度的变化。这些功能都是靠血红蛋白实现的。一旦红细胞破裂溶血、血红蛋白逸出，血红蛋白将丧失功能。

（2）白细胞（WBC）：白细胞是一种无色的有核细胞。白细胞各组成分中，单核细胞占2%—8%，粒细胞占50%—70%，淋巴细胞占20%—40%。正常时，白细胞总数和分类计数都是相对稳定的。当发生炎症、过敏、组织损伤等情况时，白细胞总数升高并出现分类计数百分比的改变。白细胞在机体的防御反应中有重要的作用。

（3）血小板（PLT）：血小板是从骨髓中成熟的巨核细胞质裂解脱落下来的具有生物活性的小块胞质，呈双面微凸的圆盘状。进入血液后平均寿命为7—14天，但只在开始两天具有生理功能。

(二）血液的功能

1. 血液的保护与防御功能　人体能抵抗外来微生物的侵害，对自身进行保护及防御，这是由血液中的白细胞通过吞噬免疫反应来实现的。

（1）从血液的免疫功能看，白细胞可分为吞噬细胞和免疫细胞两大类。

吞噬细胞包括粒细胞和单核细胞，其功能主要是吞噬入侵机体的病菌和机体本身的坏死组织。由于吞噬细胞不具有针对某一类异物的特征，因而属非特异性免疫。

免疫细胞是指淋巴细胞，淋巴细胞能产生抗体（免疫球蛋白），每一种抗体都是针对某一类特异性抗原（异物）的，故属特异性免疫。淋巴细胞又分为 T 淋巴细胞和 B 淋巴细胞两种。血液中的淋巴细胞 80%—90% 是 T 淋巴细胞，它执行细胞免疫的作用。所谓细胞免疫是指 T 淋巴细胞受到抗原刺激后被激活，随血液和淋巴抵达抗原所在地，再与抗原直接接触而分泌特异性免疫活性物质，进而杀灭特定抗原。B 淋巴细胞执行体液免疫。所谓体液免疫是指 B 淋巴细胞受到抗原刺激后增殖、分化，转化为浆细胞，浆细胞能合成和分泌特异性抗体，分布到全身细胞外液中，与特异性抗原相结合，以消除对机体的危害。

（2）从血液的保护和防御功能看，除了保护机体免遭异物入侵之外，还表现在当机体因损伤而出血时，出血能自行制止，避免过度失血。因此，止血、凝血过程也是人体的一种重要保护功能，这是由血小板实现的。当小血管破裂出血时，首先是受损部位局部的小血管立即收缩，血流显著减慢；同时，血小板在损伤部位黏附、聚集，形成松软的血小板血栓，堵塞缺损，从而起到生理止血的作用；接着，血管和组织的创伤激活了血浆中的一系列凝血因子，最后使血浆中可溶性的纤维蛋白原转变成不溶性的纤维蛋白，纤维蛋白丝彼此交织成网，将血细胞网罗在其中，形成血凝块，接着血块回缩，挤出血清，形成牢固的止血栓，对止血起加固作用。

21

2. 血液的携氧能力与运动　人体在合理的运动状态时，激活了机体的应激机制，其中包括促红细胞生成素合成与分泌的增加，可以刺激骨髓的造血功能，从而使血液中的红细胞增多，增加血液的携氧能力，向运动中的肌肉提供更多的 O_2 与营养物质。同时运动时血流加快，也加速了红细胞的工作效率，使供氧的速率提高，有利于运动持续性进行。平时运动量充足的人消化与吸收能力较强，对营养物质的吸收较全面，这能加速血红蛋白的合成。特别是对儿童青少年来说，经常参加体育锻炼对增强血液的携氧能力是非常有益的。反之，如果血液的携氧能力下降，会导致机体能量的来源不足，最终必然引起运动能力的减弱。比如患有贫血的儿童青少年就会出现运动耐力等素质的降低。对专业运动员来说，可以通过进行高原训练，利用高原的低氧环境刺激血液中红细胞的增生，从而改善运动员的血液携氧能力。

二、为什么要做血常规检查？

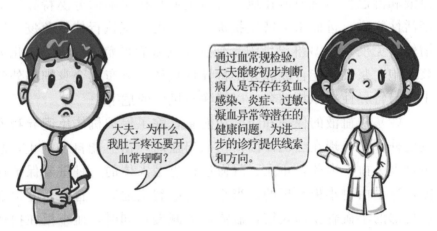

大夫，为什么我肚子疼还要开血常规啊？

通过血常规检验，大夫能够初步判断病人是否存在贫血、感染、炎症、过敏、凝血异常等潜在的健康问题，为进一步的诊疗提供线索和方向。

血常规检验，作为临床上最为基础且重要的实验室检查之一，对于评估患者的健康状况、发现潜在疾病以及监控疾病进展具有不可替代的作用。通过血常规检验报告，医生可以获取到一系列关键指标，从而更全面地了解患者的血液状况。

首先，血常规检验能够提供关于患者全身状况的初步信息。血液中的红细胞、白细胞和血小板等指标反映了机体在造血、免疫和凝血等多个方面的功能状态。通过血常规检验，医生能够初步判断患者是否存在贫血、感染、炎症、过敏、凝血异常等潜在的健康问题，为进一步的诊疗提供线索和方向。

其次，血常规检验具有快速、简便的特点。相比于其他复杂的医学检查，血常规检验所需时间较短且操作简便。这使得血常规检验在临床实践中得到广泛应用，成为诊断、治疗和监测病情的重要手段。

再次，血常规检验还能帮助医生评估患者的病情严重程度和治疗效果。通过观察血常规指标的变化，医生可以判断患者的病情是否恶化或好转，以及治疗方案是否有效。这对于调整治疗计划、优化治疗方案具有重要意义。

最后，血常规检验也是预防疾病的重要手段。通过定期检查血常规，可以及时发现一些潜在的健康问题，从而采取相应的预防措施，避免疾病的发生或减轻疾病的危害。

因此，在临床实践中，医生通常会建议患者进行血常规检验，以便更好地了解患者的病情并制定合适的治疗方案。

三、血常规检验报告主要看什么？

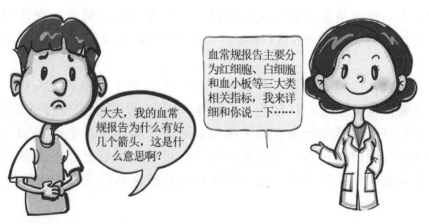

大夫，我的血常规报告为什么有好几个箭头，这是什么意思啊？

血常规报告主要分为红细胞、白细胞和血小板等三大类相关指标，我来详细和你说一下……

拿到血常规报告时，可按如下指标组合分析。

1. 红细胞相关指标　可通过红细胞计数（RBC）、血红蛋白（HGB）和血细胞比容（HCT）等指标初步判断患者是否存在贫血、红细胞增多症等血液问题。

2. 白细胞相关指标　白细胞的数量和种类变化往往提示着感染、炎症或免疫性疾病的发生。血常规报告中会包含白细胞计数（WBC）以及各类白细胞的比例，如中性粒细胞、淋巴细胞、单核细胞等。可通过分析这些指标来判断患者是否存在感染、炎症等病理状态。

3. 血小板相关指标　血小板是参与止血和血栓形成的重要细胞成分。血常规报告中会列出血小板计数（PLT）以及血小板平均体积等指标。这些指标对于评估患者的凝血功能以及是否存在出血风险具有重要意义。

除了以上三个方面的主要指标外，血常规报告还可能包含其他一些辅助性指标，如红细胞分布宽度（RDW）、平均红细胞体积（MCV）等，这些指标可以提供更多关于红细胞形态和大小的信息，有助于进一步分析血液状况。

血常规结果的解读需要结合患者的临床表现、病史以及其他相关检查结果。通过血常规检查，可以初步判断患者是否存在贫血、感染、炎症、出血等病理状况。例如，红细胞和血红蛋白降低可能提示贫血；白细胞计数升高可能表示感染或炎症；血小板计数异常则可能与出血或凝血功能障碍有关。假设一个患者的血常规报告显示红细胞计数偏低，血红蛋白含量下降，这很可能提示患者存在贫血症状。医生可以进一步询问患者病史、查体以及进行其他相关检查，以确定贫血的具体原因并制定相应的治疗方案。

血常规检验报告（表 2-1）是临床医师了解患者血液状况的重要依据。通过对红细胞、白细胞和血小板等相关指标的分析，医生可以初步判断患者是否存在血液系统疾病或其他潜在的健康问题。同时通过本章的科普，患者也可初步了解自己的血常规检验结果，并在医生的指导下采取相应的措施来维护自己的健康。

表 2-1　XX 医院检验结果报告

检验申请：血常规（五分类）

No	项目	缩写	结果		单位	参考区间
1	白细胞计数	WBC	2.36	↓	$*10^9/L$	3.50 - 9.50
2	中性粒细胞百分率	NE%	43.20		%	40.00 - 75.00
3	淋巴细胞百分率	LY%	51.30	↑	%	20.00 - 50.00
4	单核细胞百分率	MO%	5.10		%	3.00 - 10.00
5	嗜酸性粒细胞百分率	EO%	0.40		%	0.40 - 8.00
6	嗜碱性粒细胞百分率	BA%	0.00		%	0 - 1.00
7	中性粒细胞绝对值	NE#	1.02	↓	$*10^9/L$	1.80 - 6.30
8	淋巴细胞绝对值	LY#	1.21		$*10^9/L$	1.10 - 3.20
9	单核细胞绝对值	MO#	0.12		$*10^9/L$	0.10 - 0.60
10	嗜酸性粒细胞绝对值	EO#	0.01	↓	$*10^9/L$	0.02 - 0.52
11	嗜碱性粒细胞绝对值	BA#	0.00		$*10^9/L$	0 - 0.06
12	红细胞计数	RBC	1.99	↓	$*10^{12}/L$	3.80 - 5.10
13	血红蛋白量	HGB	74	↓	g/L	115 - 150
14	红细胞比积	HCT	22.4	↓	%	35.0 - 45.0
15	平均红细胞体积	MCV	112.6	↑	fl	82.0 - 100.0
16	平均红细胞血红蛋白含量	MCH	37.2	↑	pg	27.0 - 34.0
17	平均红细胞血红蛋白浓度	MCHC	330		g/L	316 - 354
18	红细胞分布宽度 SD	RDW - SD	55.7	↑	fl	37.0 - 54.0
19	红细胞分布宽度 CV	RDW - CV	13.9		%	11.5 - 16.5
20	血小板计数	PLT	36	↓	$*10^9/L$	125 - 350
21	平均血小板体积	MPV	11.80	↑	fl	7.40 - 11.00
22	血小板压积	PCT	0.05	↓	%	0.09 - 0.30
23	血小板分布宽度	PDW	13.80		fl	11.60 - 16.50
24	大血小板比率	P - LCR	38.9		%	13.0 - 43.0

四、血常规检查内容有哪些？

1. 项目简介　血常规是指通过采集患者静脉血或末梢血，对血液中的红细胞、白细胞、血小板等成分进行定量和定性分析的一种检验方法。其目的在于评估患者的血液系统是否正常，以及是否存在感染、贫血、出血等病理状况。血常规检查简便、快速，是临床最常用的检验手段之一。血常规检查主要包括以下三大类项目。

（1）红细胞相关指标：主要关注红细胞计数、血红蛋白和血细胞比容，三者降低可初步判断为贫血。

1）红细胞计数（RBC）：反映血液中红细胞的数量。

2）血红蛋白（HGB）：反映红细胞携氧能力的重要指标。

3）血细胞比容（HCT）：反映红细胞在血液中的总体积。

另外还包含一些辅助性指标，如平均红细胞体积（MCV）、平均红细胞血红蛋白含量（MCH）、平均红细胞血红蛋白浓度（MCHC）、红细胞分布宽度（RDW）等，可通过这些指标了解患者贫血的红细胞形态特征，有助于贫血的诊断和疗效观察。

1）红细胞平均体积（MCV）：反映单个红细胞的平均体积。

2）红细胞平均血红蛋白含量（MCH）：反映单个红细胞平均含有的血红蛋白量。

3）红细胞平均血红蛋白浓度（MCHC）：反映红细胞内血红蛋白的浓度。

4）红细胞分布宽度（RDW）：反映红细胞体积大小的均匀程度。

（2）白细胞相关指标

1）白细胞计数（WBC）：反映血液中白细胞的数量。

2）白细胞分类计数：反映中性粒细胞、淋巴细胞、单核细胞、嗜酸性粒细胞和嗜碱性粒细胞的比例和数量。

（3）血小板相关指标

1）血小板计数（PLT）：反映血液中血小板的数量。

2）平均血小板体积（MPV）：反映单个血小板的平均体积。

3）血小板压积（PCT）：反映血小板在血液中的总体积。

4）血小板分布宽度（PDW）：反映血小板体积大小的均匀程度。

2. 正常参考区间　血常规各项指标的正常参考区间因年龄、性别、生理状态等因素而异。

对健康成人来说，成年男性和女性的红细胞、血红蛋白、血细胞比容3项指标的正常范围有所不同（表2-2），其余指标参考区间见前面报告单参考区间（表2-1）。

表2-2　健康成人红细胞、血红蛋白和血细胞比容参考区间

项目名称	参考区间	
	男	女
红细胞（*10^{12}/L）	4.30-5.80	3.80-5.10
血红蛋白（g/L）	130-175	115-150
血细胞比容（%）	40.0-50.0	35.0-45.0

3. 异常提示　白细胞、红细胞、贫血形态和血小板异常提示见表2-3至表2-6。

表2-3　白细胞相关指标

项目名称	升高	降低
白细胞计数	生理性增高：新生儿、妊娠、剧烈活动、饮酒、饭后等；病理性增高：急性化脓性感染、组织损伤、急性出血、尿毒症、白血病等。	病毒感染、伤寒、副伤寒、疟疾、黑热病、再生障碍性贫血、极度严重感染、肝硬化、脾功能亢进、某些药物中毒、放疗、化疗等。
中性粒细胞	生理性增高：新生儿、妊娠与分娩、运动、饮酒、餐后等；病理性增高：急性感染或炎症、组织损伤坏死、急性溶血、急性失血、急性中毒、恶性肿瘤、白血病、骨髓增生性贫血等。	某些感染（如伤寒杆菌，流感）、血液病、慢性理化损伤（如电离辐射、服用氯霉素等）、自身免疫性疾病、脾功能亢进等。

27

项目名称	升高	降低
淋巴细胞	百日咳、传染性淋巴细胞增多症、传染性单核细胞等某些病毒或细菌所致的急性传染病、淋巴细胞白血病、结核、器官移植术后、儿童期等。	细胞免疫缺陷、丙种球蛋白缺乏症、淋巴细胞减少症、放射病等。
单核细胞	亚急性感染性心内膜炎、疟疾、黑热病、急性感染的恢复期、活动性结核、某些血液病、新生儿、妊娠等。	——
嗜酸性粒细胞	变态反应性疾病、某些传染病及寄生虫病、皮肤病、慢性粒细胞性白血病等。	伤寒、副伤寒、手术后严重组织损伤以及应用肾上腺皮质激素或促肾上腺皮质激素后等。
嗜碱性粒细胞	过敏性或炎症性疾病、慢性粒细胞性白血病、嗜碱性粒细胞白血病等。	——

表 2-4　红细胞相关指标

项目名称	升高	降低
红细胞计数	增高：真性红细胞增多症、血液浓缩、机体慢性缺氧、新生儿等。	各种贫血、白血病、妊娠期、手术后、大量失血等。
血红蛋白量	增高红细胞计数。	降低红细胞计数，区别在于： ①小红细胞性贫血时，血红蛋白减少的程度较红细胞减少的程度更明显，如缺铁性贫血、地中海贫血； ②大红细胞性贫血时，红细胞减少的程度较血红蛋白更为严重，如巨幼性细胞贫血； ③大出血时、再生障碍性贫血等，血红蛋白减少的程度基本上与红细胞减少相一致。
血细胞比容	真性红细胞增多症、继发性红细胞增多症、血液浓缩等。	各种贫血、白血病、血液稀释。

表 2-5　贫血的形态学分类

红细胞指数			贫血类型	常见疾病
MCV	MCH	MCHC		
正常	正常	正常	正细胞正色素性	急性失血性贫血、急性溶血性贫血
降低	降低	降低	小细胞低色素性	缺铁性贫血、地中海贫血
升高	升高	正常	大细胞正/高色素性	巨幼细胞性贫血
降低	降低	正常	单纯小细胞性	感染、中毒、急慢性炎症、尿毒症

表 2-6　血小板相关指标

项目名称	升高	降低
血小板计数	骨髓增殖性疾病、原发性血小板增多症、急性大出血、急性溶血、急性感染、脾切除术后等。	血小板生成障碍（如急性白血病、再生障碍性贫血、某些药物性损害等）；血小板破坏过多（如脾功能亢进、药物中毒、免疫性血小板减少性紫癜、血栓性血小板减少性紫癜、X射线照射等）；血小板消耗过多（如弥散性血管内凝血、血栓性血小板减少性紫癜等）。
平均血小板体积	血小板破坏过多、免疫性血小板减少性紫癜、骨髓纤维化等骨髓反应性增生以及脾切除等。	骨髓受抑制或增生低下、白血病化疗后等。
血小板分布宽度	反映血小板大小均一性，增高表示血小板大小不均，结合大血小板比率（P-LCR）对诊断免疫性血小板减少非常可靠。	——

4. 温馨提示

（1）儿童期（28 天—18 岁）在不同年龄阶段参考区间范围也不同，在对血常规结果进行解读时，要结合实验室的正常参考区间（见书末附表 1）。

（2）当报告单中血小板减少时，不一定是真性降低，需查看复查结果栏是否有镜下可见血小板聚集。一旦有提示，尽快联系医生解读。导致血小板聚集的因素很多，需要借助其他检查进行验证。

第二节　"解"尿——尿常规检验

一、尿液是什么？

血液在肾脏的循环系统中被过滤吸收后形成尿液，然后通过尿道、膀胱、输尿管等排出体外。尿液，俗称"小便"或"尿"，一般呈黄色或无色。

尿液在人体内发挥着多种重要功能。首先，通过排尿，人体可以维持体液平衡，将多余的水分排出体外；其次，尿液是运输代谢废物的主要途径，肾脏作为主要的排泄器官，通过形成尿液将体内的废物和多余物质排出体外；此外，尿液还能调节电解质浓度，帮助维持体内电解质平衡。

尿液中含量最多的成分是水，占据总体积的 $95\%—97\%$。除此之外，尿液中还含有多种无机盐，如钠、钾、氯、钙、磷等，这些无机盐对于维持体内电解质平衡和酸碱平衡至关重要。尿素和尿酸也是尿液中的重要成分，它们是蛋白质和新陈代谢产物在体内的代谢结果。此外，尿液中还可能含有少量氨、葡萄糖、蛋白质、脂肪、维生素 C 等物质。

尿液能反映人体的生理、病理状况，尿液检测是一种常见的临床检查手段，对某些特殊疾病的诊断、治疗有很大的参考价值。尿液中含有的各种物质和元素的含量都有其正常值，如果检测结果超过该数值范围，则说明身体功能或内分泌系统可能出现了问题。如尿液的颜色对某些疾病的诊断也有参考价值，不符合

"淡黄色"，可能说明患有某种疾病，比如饮水过量或者糖尿病则尿液呈深褐色，阻塞性黄疸等则尿液呈棕绿色、褐色，尿道出血则尿液呈棕黑色。临床上，如果糖尿病患者尿液的尿蛋白呈阳性，说明患者很有可能患上了糖尿病肾病，可以采取相应的措施进行预防。

尿液检查包括尿细胞学、尿蛋白、尿基因学等由于尿液获得方便、无侵入性、可频繁检测、快速反应、多维度评价等优势，所以它已经成为一种重要的疾病检测手段，并逐渐发展为一种对泌尿系统疾病和其他系统疾病进行早期诊断和评价的有效方法。

二、为什么要做尿常规检查？

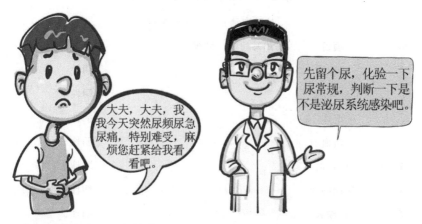

大夫，大夫，我我今天突然尿频尿急尿痛，特别难受，麻烦您赶紧给我看看吧。

先留个尿，化验一下尿常规，判断一下是不是泌尿系统感染吧。

尿液检查是一种简便、无创且有效的医学检测方式，对于评估泌尿系统及相关器官的健康状况具有重要意义。尿常规检查作为三大常规检查之一，尿常规检查通常分为尿干化学检查和尿沉渣检查，在临床应用广泛。尿液的异常状况可以提示某些健康问题。例如，尿量过少或过多都可能是肾功能异常的表现。尿液颜色的变化也可能与疾病有关，如棕褐色尿液可能是由于饮水量过少或急性肾炎等原因导致的。此外，尿液中的特定成分如蛋白质、白细胞等的异常也可能与疾病相关。

尿液检查的目的主要包括：①泌尿系统疾病的诊断，如泌尿系统感染、结石、结核、肿瘤、血管与淋巴管病变以及肾移植等，由于上述疾病相关的代谢产物可直接进入尿液，因此可作为泌尿系统疾病诊治的首选；②血液系统及代谢性疾病的诊断，如糖尿病、胰腺炎、肝炎、溶血性疾病等，在尿液中的代谢产物也有所改变；③职业病的诊断，如急性汞、四氯化碳中毒，慢性铅、镉、铋、钨中毒，均可引起肾功能损害，尿液中将出现异常改变；④药物安全性监测，某些具有肾毒性或治疗安全窗窄的药物，如庆大霉素、卡那霉素、多黏菌素 B、磺胺类药物等，可引起肾功能损害，尿液检查可指导药物不良反应的防范和治疗。

　　总的来说，尿液检查的主要目的是检测尿液中的各种成分，从而评估泌尿系统、肾脏以及其他相关器官的健康状况。通过尿液检查可初步判断患者是否存在尿路感染、结石、肾炎、糖尿病、肝胆系统疾病等疾病，为后续的治疗提供重要依据（表 2-7、表 2-8）。

表 2-7　XX 医院检验结果报告

检验申请：尿干化学检查

No	项目	缩写	结果	参考区间
1	尿胆原		-	阴性
2	胆红素		-	阴性
3	酮体		-	阴性
4	潜血		-	阴性
5	尿蛋白		-	阴性
6	亚硝酸盐		-	阴性
7	白细胞		-	阴性
8	葡萄糖		-	阴性
9	比重		1.018	1.003 - 1.030
10	pH 值		6.5	4.5 - 8.0
11	颜色		稻黄色	
12	透明度		清亮	

表 2-8　XX 医院检验结果报告

检验申请：尿沉渣检查/尿有形成分检查

No	项目	结果	单位	参考区间
1	白细胞计数	0.70	/ul	0 - 25
2	红细胞计数	2.90	/ul	0 - 23
3	鳞状上皮细胞	0.10	/ul	0 - 31
4	小圆上皮细胞	0.40	/ul	0 - 1
5	透明管型	0.00	/ul	0 - 1
6	病理管型	0.00	/ul	0 - 1
7	黏液丝	0.00	/ul	
8	细菌计数	3.40	/ul	0 - 1200
9	细菌信息	未提示		
10	酵母菌	0.00	/ul	0 - 1
11	结晶数量	0.00	/ul	0 - 10
12	电导率	20.50	mS/cm	5.81 - 30.91

三、尿干化学检查内容有哪些？

（一）尿干化学检查是什么？

尿干化学检查是通过对尿干化学试带进行检测，将尿液加到干化学试带上，发生化学反应产生颜色变化，仪器根据颜色变化自动得出定性结果。尿干化学检查报告通常包括尿胆原、胆红素、酮体、潜血、尿蛋白、亚硝酸盐、白细胞、葡萄糖、比重、pH 值、颜色、透明度。

（二）异常提示

1. 尿液颜色

（1）正常颜色：淡黄色。

（2）病理性尿颜色：浓茶样深红色尿可见于胆红素尿；红色尿见于血尿、血红蛋白尿；紫红色尿见于卟啉尿；棕黑色尿见于高铁血红蛋白尿、黑色素尿；绿蓝色尿见于胆绿素尿和尿蓝母；乳白色尿可能为乳糜尿、脓尿。

2. 尿液透明度

（1）正常新鲜尿液透明度：透明。

（2）异常透明度：①浑浊：脓尿、血尿、无机盐结晶尿；②乳糜样：乳糜尿。

3. 尿胆原

阳性：见于溶血性黄疸、肝实质性病变、充血性心力衰竭等。

阴性：见于完全阻塞性黄疸。

4. 胆红素

阳性：见于肝实质性及阻塞性黄疸。

阴性：见于溶血性黄疸时，一般尿胆红素阴性。

5. 酮体　①阳性见于妊娠剧吐、长期饥饿、营养不良、剧烈运动后；②严重未治疗的糖尿病酸中毒患者，酮体可呈强阳性反应。

6. 潜血　阳性临床意义如下：①血尿主要见于肾小球肾炎、尿路结石、泌尿系统肿瘤、感染等；②血红蛋白尿见于血型不合输血、阵发性睡眠性血红蛋白尿、寒冷性血红蛋白尿、急性溶血性疾病等；③还可见于各种病毒感染、链球菌败血症、疟疾、大面积烧伤、体外循环、肾透析、手术后所致的红细胞大量破坏等。

7. 尿蛋白

（1）生理性蛋白尿：剧烈运动、发热、寒冷刺激、精神紧张、过度兴奋、站立时间过长、输注或摄入蛋白质过多，受白带、月经、精液、前列腺液污染，老年性蛋白尿，妊娠性蛋白尿等。

（2）病理性蛋白尿：①肾前性蛋白尿见于本周蛋白尿、血红蛋白尿、肌红蛋白尿、溶菌酶尿等；②肾性蛋白尿见于肾小球或肾小管疾病可因炎症、血管病、中毒等原因引起；③肾后性则见于肾盂、输尿管、膀胱、尿道的炎症、肿瘤、结石、白带污染等。

8. 亚硝酸盐　阳性见于尿路细菌感染，如大肠埃希菌属、克雷伯菌属、变形杆菌属和假单胞菌属感染。注意，亚硝酸盐结果阳性与致病菌数量没有直接关系。

9. 白细胞　阳性见于尿路炎症，如肾脏或下尿道炎症，表明尿液中白细胞数量>20个/ul；阳性也可见于前列腺炎。

10. 葡萄糖　阳性见于糖尿病、肾性糖尿病、甲状腺功能亢进等。内服或注射大量葡萄糖及精神激动等也可致阳性反应。

11. 尿比重

（1）增高：见于急性肾小球肾炎、急性肾衰少尿期、高热、心功能不全、脱水、糖尿病等。

（2）减低：见于急性肾小管坏死、急性肾衰多尿期、慢性肾功能衰竭、尿崩症等。

12. pH值

（1）增高：见于碱中毒、膀胱炎、肾盂肾炎、严重呕吐、服用碱性药物或食物等。

（2）减低：见于糖尿病、痛风、低血钾性碱中毒、酸中毒、服用酸性药物或食物等。

四、尿沉渣检查内容有哪些？

（一）尿沉渣检查是什么？

尿沉渣检查又称尿液有形成分检查。尿沉渣是尿液经过离心后形成的沉渣物，主要包括有形成分，是尿液有形成分质和量的组合。最初检测是通过在显微镜下人工镜检，目前大多医院通过尿液有形成分分析仪检测，能够检测细胞、管型、结晶及微生物等成分并定量分析，这些成分可以成为医生提供关于患者泌尿系统健康状况的重要线索。

（二）异常提示

1. 沉渣细胞　沉渣细胞主要包括红细胞、白细胞、肾小管上皮细胞等。

（1）红细胞的增多可能见于肾小球肾炎、肾结核、肾结石等肾脏疾病，以及全身性出血性疾病。

（2）白细胞的增多则可能提示尿路感染、肾盂肾炎等炎症性疾病。

（3）肾小管上皮细胞的增多可能与肾小管损伤或病变有关。

尿液中细胞的检查对于诊断泌尿系统感染、炎症、结石和肿瘤等疾病具有重要意义。

2. 沉渣管型　管型是蛋白质在肾小管内凝聚而成的柱状物质。沉渣管型的出现通常与肾实质病变有关。不同类型的管型可以反映不同的肾脏疾病。

（1）透明管型可偶见于正常人清晨浓缩尿中，大量出现可能见于急性肾小球肾炎、急性肾盂肾炎等。

（2）颗粒管型常见于肾小球疾病。

（3）红细胞管型常见于急性肾小球肾炎。

（4）白细胞管型常见于急性肾盂肾炎。

（5）脂肪管型可见于慢性肾炎肾病及类脂性肾病。

（6）宽形管型可见于慢性肾衰竭，提示预后不良。

（7）蜡样管型提示肾脏有长期而严重病变，见于慢性肾小球肾炎晚期和肾淀粉样变。

管型的检查对于评估肾脏疾病的类型、严重程度和进展具有重要的临床价值。

3. 沉渣结晶　尿液中的结晶与尿液的酸碱度有关，常见的结晶包括草酸钙结晶、尿酸结晶、磷酸盐结晶等。结晶的出现可能与饮食、代谢异常或疾病状态有关。

（1）草酸钙结晶的增多多与肾结石有关。

（2）尿酸结晶的增多可见于痛风、慢性间质性肾炎等疾病。

结晶的检查有助于发现尿路结石的风险和诊断与代谢异常相关的疾病。

4. 温馨提示

（1）尿常规检测一般留取晨尿，因为尿液停滞时间较长，晨尿对于尿液内有形成分（细胞、管型、黏液丝、结晶等）的检出非常有利，尤其是肾病患者。

（2）由于尿液标本多由患者自己留取，留取过程特别容易受到污染。

应特别注意：①女性经期尿中会出现大量红细胞，影响检验结果；②大量饮水可致尿液严重稀释，不能反映真实状况；③白带、精液和前列腺液可导致尿液蛋白质阳性；④尿液排出后应在1小时内送检，否则可能导致结果不准确。

（3）尿液的正确留取是保证结果准确的关键一环，因此在留取尿液前应进行会阴部清洗，尽量留取清洁中段尿，并及时送检。

第三节　"屎"记——便常规检验

一、为什么要做便常规检查？

粪便是食物的消化残渣，它在人体内经历了从口腔到肛门的漫长路途，并与肝、胆、胰腺、食道、胃、大肠、小肠等多种消化器官发生关系，这期间任何一个环节出现问题都可能反映到粪便中。

因此，便常规检查是临床诊断中常用的一种实验室检查方法。通过对粪便的物理性质、颜色、显微镜下的细胞及微生物成分、潜血情况等多个方面的综合分析，有助于了解消化道功能状况，协助诊断各类消化系统疾病。

由于便常规检查是一种无创检查，留取方便，也是临床医师经常开具的检查。有许多人在体检时感到污秽和繁琐，不进行便常规的检查，殊不知这是非常可惜的，这往往会使很多重要的疾病漏诊，错过早期治疗机会。

此外，需要注意的是，便常规检查仅为一种辅助诊断手段，具体诊断还需结合患者病史、临床表现及其他检查结果进行综合评估（表 2-9）。

表 2-9　XX 医院检验结果报告

检验申请：粪便常规＋潜血检查

No	项目	结果	单位	参考区间
1	颜色	黄褐色		
2	外观	软便		
3	隐血	阴性		阴性
4	红细胞数	未见	/HPF	0-0
5	白细胞数	未见	/HPF	0-1
6	脓细胞	未见	/HPF	0-0
7	吞噬细胞	未见	/HPF	0-0
8	上皮细胞	未见	/HPF	0-0
9	夏科雷登结晶	未见	/HPF	0-0
10	寄生虫原虫	未见	/HPF	0-0
11	寄生虫卵	未见	/HPF	0-0
12	酵母样真菌	未见	/HPF	0-0
13	菌丝或霉菌	未见	/HPF	0-0
14	脂肪滴	未见	/HPF	0-0
15	淀粉颗粒	未见	/HPF	0-0
16	肌纤维	未见	/HPF	0-0
17	结缔组织	未见	/HPF	0-0
18	植物细胞	未见	/HPF	0-0

二、便常规检查的内容有哪些？

粪便常规是一项常用的用于评估患者的消化系统健康状态的医学检查。通过对粪便的外观、细胞计数、潜血、寄生虫以及轮状病毒抗原等方面的检查，帮助确定患者是否存在消化系统疾病。

便常规的结果主要从颜色、性状、细胞、脂肪及潜血等方面去分析。

1. 颜色　肉眼观察，正常人粪便因含有粪胆素而呈黄色或棕黄色。婴儿粪便可呈金黄色或黄绿色。

（1）红色：粪便带有鲜血，主要是由于下消化道出血，可见于结肠癌或直肠癌、肛瘘、痔疮出血、痢疾、肛裂等。食用西红柿、红辣椒或西瓜等也可能出现红色便。

（2）黑色或暗褐色：粪便富有光泽如柏油样（沥青样），可见于上消化道出血（包括溃疡病、食管静脉曲张破裂、胃出血等），还可见于服用动物内脏及血或铁剂等食物及药物。

（3）灰白色：多见于胆道阻塞，由于粪胆素相应减少及脂肪存在过多，使粪便呈灰白色。服用钡餐造影剂也可使大便呈白色。

（4）绿色：见于婴幼儿腹泻或进食大量绿色蔬菜或服用药物等。

2. 性状　正常人粪便呈柱状，质软；婴幼儿粪便多呈糊状。

（1）米泔样便（淘米水样）：见于霍乱患者。

（2）柏油样便：可见于上消化道出血。服用活性炭、铁剂以及动物血和内脏时也可排出黑色便，但无光泽。

（3）黏液便：小肠炎症时，增多的黏液均匀混于粪便之中；来自大肠病变的黏液，多附着于粪便表面；单纯黏液便无色透明；黏液脓性便呈黄白色不透明。

（4）冻状便：多见于过敏性结肠炎，慢性细菌性痢疾患者也可排出类似粪便。

（5）脓血便：见于痢疾、溃疡性结肠炎、结肠癌或直肠癌等，脓血的多少取决于炎症类型及程度。阿米巴痢疾时，粪便以血为主，呈暗红色果酱样；细菌性痢疾时粪便以黏液和脓为主。

（6）球状硬便：常见于便秘。

（7）扁平带状便：说明有直肠狭窄，常见于直肠癌。

3. 细胞　正常人大便无或偶有少量白细胞，没有红细胞，无巨噬细胞，无或偶有少量上皮细胞。

（1）白细胞：主要是指中性粒细胞大量出现，提示消化道的炎症，如细菌性痢疾时，甚至显微镜下满视野白细胞。

（2）大量红细胞：见于下消化道出血、恶性肿瘤、下消化道炎症，如溃疡性结肠炎、细菌性痢疾，阿米巴痢疾等。患细菌性痢疾时，红细胞少于白细胞，形态正常且分散存在；患阿米巴痢疾时红细胞远多于白细胞且成堆存在，并有破碎现象。

（3）巨噬细胞：常伴随大量的脓细胞，见于肠道炎症，如急性细菌性痢疾、溃疡性结肠炎等。

（4）上皮细胞：大量上皮细胞是肠道炎症的指征。

（5）肿瘤细胞：出现肿瘤细胞常提示肠道存在肿瘤。

4. 便隐血试验

（1）阳性可见于胃肠道恶性肿瘤、伤寒、溃疡病、肝硬化等所引起的消化道出血。

（2）隐血持续阳性提示胃肠道肿瘤，间歇性阳性提示可能存在其他原因的消化道出血，可进一步做胃肠道内镜检查。

（3）便隐血试验目前常用的有化学法和免疫法：免疫法测定特异性强、敏感性高，不受饮食和药物的干扰，主要用于检测下消化道出血，被认为是大肠癌普查的最合适指标。对 50 岁以上的无症状者，每年应做 1 次便隐血检查。但有 40%—50%患者上消化道出血未检出。

（4）上消化道出血时，化学法比免疫法阳性率高，应选用化学法。化学法隐血试验患者应食素 3 天，服用铁剂、含高浓度过氧化酶的食物（萝卜）及大剂量阿司匹林，易出现假阳性。服用大剂量维生素 C 可出现假阴性。

5. 粪便寄生虫检验 从粪便中能检出的病原体主要包括阿米巴（溶组织内阿米巴）、鞭毛虫（蓝氏贾第鞭毛虫、肠滴虫等）、孢子虫（隐孢子虫）、纤毛虫（结肠小袋纤毛虫）、吸虫（血吸虫、肝吸虫等）、绦虫（猪肉绦虫）、线虫等。有助于确诊和观察药物疗效。

6. 脂肪

（1）从粪便中脂肪滴的多少可判断出患者的消化吸收情况。正常成人每天从粪便排出的脂肪为 2—5g，占干燥粪便量的 10%—25%。婴幼儿粪便中的脂肪含量较成人高。

（2）当中性脂肪滴＞2—3 个/高倍视野时，可作为胰腺外分泌不全的筛选试验。阻塞性黄疸时，因肠道中胆汁缺乏，脂肪吸收障碍，粪便中出现大量的脂肪酸，形如灰色牙膏状。

7. 淀粉颗粒

（1）粪便中出现淀粉颗粒的量反映了患者消化吸收功能的情况，出现淀粉颗粒多表明消化功能不良。

（2）慢性胰腺炎、胰腺功能不全时，淀粉颗粒增多，并常伴有较多的脂肪小滴及肌肉纤维。

三、便常规检查前有哪些注意事项？

1. 检查前不宜吃辛辣肥厚之品，不宜吃不易消化的食物。

2. 检查前 3 天要禁食肉类、动物肝脏、血制品、大量绿叶菜及含铁食物。

3. 便常规留取通常由患者自行完成，标本的正确留取是检查结果准确的保证。因此应注意留取标本容器的清洁，避免污染。如留取的大便标本不能混入尿液，也不能混入其他分泌物、泻剂、钡剂和灌肠液。

4. 取样时尽量取有异常的粪便进行检测。如大便有脓血时，应留取脓血部分，水样便要用容器留送，检查寄生虫时要将粪便各部分都留取一些。

5. 留取标本后要及时送检。

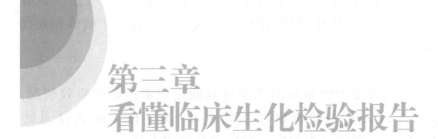

第三章
看懂临床生化检验报告

第一节　人体化工厂——肝脏功能检验

一、如何认识肝脏?

肝脏属于消化系统的实质性器官，位于人体的右上腹部，在右侧横膈膜之下，大部分肝为右侧肋骨所覆盖。一般平均左右径（长）约25cm，前后径（宽）15cm，上下径（厚）6cm，成人肝的重量为1200—1500g。由肝细胞、细胞间质及其所属的胆管、血管、淋巴管、神经等组成。

一般认为肝脏是人体最大的消化腺，其分泌的胆汁经胆道输入十二指肠，参与脂类物质的消化和吸收；其为重要的物质代谢器官，消化和吸收的营养物质需经肝门静脉输入肝进行分解、合成、转化与解毒；肝脏具有巨噬细胞，尚参与机体免疫防御等。

（一）肝脏的解剖结构

1. 肝的位置与毗邻　肝大部分位于右季肋区、腹上区，小部分位于左季肋区，其前面大部分被胸廓掩盖，仅在腹上区的左、右肋弓间直接与腹前壁相邻。

肝上界与膈穹窿一致，右锁骨中线平第5肋或第5肋间隙，左锁骨中线平第5肋间隙，前正中线平胸骨体下端；其下界即肝下缘，右锁骨中线与右肋一致，腹上区居于剑突下3cm。成人和7岁以上儿童肋缘下不应触到肝，左、右肋弓间的剑突下可触及肝3cm。3岁以下的健康幼儿由于肝的体积相对较大，肝下缘常低于右肋缘下1—2cm。

肝上面紧邻膈，并借膈与心包、心下壁以及左、右膈胸膜，右膈肋窦和肺底部分左肺底相邻，故肝癌可侵犯膈，波及右胸腔及右肺；其下（脏）面与上腹部器官相邻，并形成相应的压迹。肝静脉韧带沟的后端左缘与食管相邻，左叶脏面的大部分与胃前壁和贲门相接触；方叶近肝门处与胃幽门相接触。肝右叶中部，肝门右侧与十二指肠上部相邻；右叶前部与结肠右曲及横结肠右端相邻；右叶后部紧邻右肾、右肾上腺等。

2. 肝的形态　肝呈楔形，左端窄薄，右端宽厚，依据其方位和毗邻可将其各面、缘分别称为上（膈）、下（脏）两面和前、后两缘。正常肝在活体或新鲜时呈红褐色，质地柔软，表面有致密结缔组织构成的薄膜，且富含弹性纤维，除其上面的裸区和下面的胆囊窝之外，各部均被覆腹膜，表面光滑。

3. 分叶与分段　我国统一的分叶、分段法：将肝分为左、右半肝；右半肝分为肝右前叶和右后叶；左半肝分为肝左外侧叶和内侧叶。肝右后叶和肝左外侧叶各分为上、下两段；尾状叶分为左、右两半分别属于左叶和右叶。从而将肝脏概括分为两半肝、五叶、六段。

4. 肝的血管和胆管　肝的血管和胆管包括肝固有动脉系、肝门静脉系、肝静脉系和胆道系统。

5. 肝的淋巴管与神经

（1）肝的淋巴管：肝的淋巴管较为丰富，浅、深两部淋巴管在接近肝表面处相互吻合。

（2）肝的神经：肝的神经来自内脏神经和右膈神经，含有内脏运动和感觉纤维。

（二）肝脏的生理功能

1. 参与营养物质代谢　肝脏在分泌胆汁的同时，也参与多种营养物质的代谢。

（1）糖代谢：血糖浓度升高时（如进食后），肝细胞摄取葡萄糖，并转变为肝糖原暂时贮存。当机体在劳动、饥饿等血糖大量消耗的情况下，肝糖原被重新分解为葡萄糖释放入血。因此，肝糖原在调节血糖浓度、维持机体血糖稳定方面起到重要作用。肝功能不良患者进食糖类食物后，血糖波动较正常人大。

（2）蛋白质代谢：肝脏是氨基酸进行蛋白质合成、脱氨、转氨等作用的场所，合成的蛋白质进入血液循环供组织器官利用。肝脏合成和分泌的血浆蛋白，对维持机体蛋白质代谢有重要意义。氨基酸脱氨基过程中产生的大量氨，可以被肝脏转化为尿素，经肾脏排出体外。肝病患者血浆蛋白减少，血氨升高。

（3）脂肪代谢：肝脏在脂肪运输中起枢纽作用。肝脏将一部分消化吸收后的脂肪转变为体脂储存起来；当饥饿时，储存的体脂被运送到肝脏氧化分解。中性脂肪在肝脏被水解为脂肪酸和甘油，前者可以完全氧化成 CO_2 和水，后者经糖代谢途径被利用。肝脏是合成胆固醇、脂肪酸、磷脂的主要器官之一，可将多余的胆固醇转化为胆汁酸，随胆汁排出。当脂肪代谢紊乱时，脂肪堆积在肝脏中，形成脂肪肝。

（4）维生素、激素代谢：95％的维生素 A 都储存在肝脏，肝脏是维生素 C、维生素 D、维生素 E、维生素 K、维生素 B，以及烟酸、叶酸等多种维生素储存和代谢的场所。人体内多余的激素经肝脏灭活。当肝脏功能受损时，雌激素灭活障碍，可引起男性出现乳房发育、蜘蛛痣等临床表现。

（5）热量的产生：安静时，机体主要由内脏器官产热，其中，肝脏代谢旺盛，产热量最高。

2. 肝脏的解毒作用　肝脏是人体的主要解毒器官，保护机体免受伤害。血液中的代谢产物、毒害物质、药物等经肝脏处理后转变为无毒或者溶解度大的物质，随胆汁或尿液排出体外。肝脏解毒主要有 4 种方式。

（1）化学方式：氧化、还原、分解、结合和脱氧作用。氨作为一种高度神经毒性的代谢产物，可以在肝脏被合成为尿素排出。

（2）分泌方式：某些重金属和肠道细菌可随胆汁分泌排出。

（3）蓄积方式：为减轻中毒过程，某些生物碱（如吗啡）可先蓄积在肝脏，然后逐渐少量排出。

（4）吞噬方式：肝血窦的库普弗细胞具有很强的吞噬能力，能吞噬从肠道吸收并通过门静脉进入肝脏的细菌，起到保护肝脏的作用。

3. 其他作用

（1）防御功能：经门静脉流入肝脏的血液中，99％的细菌被库普弗细胞吞噬。

（2）调节血液循环量：机体失血时，肝静脉窦可以排出较多血液，补充循环血量。

（3）制造凝血因子：凝血因子Ⅱ、Ⅶ、Ⅸ、Ⅹ都由肝细胞合成。

（4）肝脏的再生功能：肝脏具有强大的再生能力。在动物实验中，切除70％的肝脏组织后，大鼠仅需要 3 周时间即可将残余肝脏恢复至原本大小。

二、为什么要做肝功能检验？

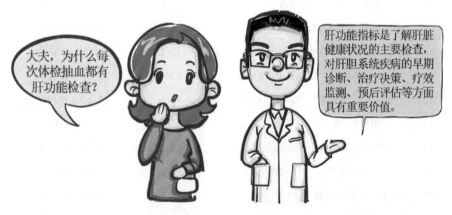

肝功能检验是通过检测血液中生物化学指标评价肝脏的生理或病理状况，这些肝功能指标是了解肝脏健康状况的主要检查，

对肝胆系统疾病的早期诊断、治疗决策、疗效监测、预后评估等方面具有重要价值。

当发生肝胆系统病变时，首先影响到肝脏的代谢功能、免疫功能、合成功能等，从而导致各种反映肝功能的指标发生变化。肝脏属于"沉默的脏器"，很多疾病早期已有肝脏损伤，但人体并没有出现临床症状，超声、CT等影像学检查也没有出现明显变化，而肝功能指标会发生变化。通过血液化验肝功能是敏感、有效、易于实现的方法，也适合大多数人，因此肝功能也是常规体检项目之一。长期摄入酒精、部分药物等也会造成肝损伤，为了维护肝脏的健康，最佳的方法是定期做肝功能检查（表3-1），从而达到早发现、早治疗的目的，有病治病，无病预防。

表 3-1　XX 医院检验结果报告

检验申请：肝功能

No	项目	缩写	结果		单位	参考区间
1	总胆红素	TBIL	17.79		μmol/L	0.00 - 23.00
2	直接胆红素	DBIL	5.30		μmol/L	0.00 - 6.80
3	间接胆红素	IBIL	12.49	↑	μmol/L	1.70 - 10.20
4	总蛋白	TP	53.2	↓	g/L	65.00 - 85.00
5	白蛋白	ALB	33.5	↓	g/L	40.00 - 55.00
6	球蛋白	G	19.7	↓	g/L	20.00 - 40.00
7	白蛋白/球蛋白	A/G	1.70			1.20 - 2.40
8	前白蛋白	PA	0.24		g/L	0.18 - 0.35
9	丙氨酸氨基转移酶	ALT	9.0		U/L	7.00 - 40.00
10	天冬氨酸氨基转移酶	AST	12.0	↓	U/L	13.00 - 35.00
11	碱性磷酸酶	ALP	44.0		U/L	35.00 - 100.00
12	γ-谷氨酰转肽酶	GGT	6.0	↓	U/L	7.00 - 45.00
13	胆碱酯酶	CHE	5231		U/L	5000 - 12000
14	腺苷脱氨酶	ADA	6.0		U/L	0.00 - 20.00
15	5'-核苷酸酶	5'-NT	1.3		U/L	0.00 - 11.00
16	α-L-岩藻糖苷酶	AFU	17.0		U/L	0.00 - 40.00
17	总胆汁酸	TBA	0.2		μmol/L	0.00 - 10.00

三、丙氨酸氨基转移酶（ALT）

1. 项目简介　ALT 是一种参与人体蛋白质新陈代谢的酶，能够加速体内蛋白质氨基酸的转化。其广泛存在于肝、心、肾、肺、脑、睾丸、肌肉等器官和组织中，其中肝细胞中的分布最多，当上述组织发生炎损伤坏死，ALT 会从细胞中释放入血液，检测血清中的 ALT，可了解器官的受损程度，目前 ALT 主要用于肝脏疾病的诊断及监测。被世界卫生组织推荐为肝功能损害最敏感的检测指标。

2. 参考区间及临床意义　ALT 的参考区间及临床意义见表 3－2。

表 3－2　ALT 的参考区间及临床意义

参考区间		血清　　　男：9—50U/L；女：7—40U/L。
临床意义	生理性升高	①妊娠、劳累、运动、情绪恶化、心理压力大、内分泌失调等； ②正常新生儿比成人高 2 倍，出生后约 3 个月降至成人水平。
	升高	①肝脏疾病：各种急慢性肝炎、肝肿瘤、肝硬化、急性胰腺炎、急性胆囊炎等； ②心血管疾病：心肌梗死、心肌炎、充血性心力衰竭伴肝大； ③药物和毒物副作用：如服用异烟肼、利福平、水杨酸制剂等； ④骨骼疾病：多发性肌炎、肌营养不良等； ⑤传染性单核细胞增多症。
	降低	重症肝炎肝功能衰竭、肝癌和肝硬化晚期。

3. 温馨提示

（1）肝脏是人体的解毒器官，许多药物会导致肝脏受损。

（2）黄疸是肝脏疾病最明显的易发觉的症状，及时关注自身症状，如体温升高、四肢肌肉酸痛等，必要时及时就医。

47

四、天门冬氨酸氨基转移酶（AST）

1. 项目简介　天门冬氨酸氨基转移酶（AST）广泛分布于人体各组织，肝脏、心肌、骨骼肌内含量丰富，以心肌细胞含量最高，肝脏次之。相应组织细胞受损时，释放入血，目前 AST 被用来诊断肝细胞实质受损，检测结果高低多与病情轻重成正比。

2. 参考区间及临床意义　AST 的参考区间及临床意义见表 3-3。

表 3-3　AST 的参考区间及临床意义

参考区间		血清　男：15—40U/L；女：13—35U/L。
临床意义	升高	①肝胆疾病：急性肝炎、药物中毒性肝坏死、肝癌、肝硬化、慢性肝炎；②急性心肌梗死；③心肌炎、胸膜炎、肾炎、肺炎、骨骼肌疾病等。

3. 温馨提示

（1）AST 常和 ALT 联合检测，计算 AST/ALT，该比值对进一步评估肝细胞损伤严重程度有一定意义。

AST/ALT 比值<1，表明轻度肝损害和某些炎症性病变。

AST/ALT 比值>1，常提示肝脏损伤较重，比值越大提示病情越严重。

AST/ALT 比值≥3，提示原发性肝癌。

（2）急性心肌梗死发生后 6—12 小时开始升高，24—48 小时达高峰，3—6 天内可降至正常。

（3）如果单纯的转氨酶升高，可能是由于饮食、熬夜、劳累等引起的。注意日常调养，不必过分担心。

五、碱性磷酸酶（ALP）

1. 项目简介　ALP 主要存在于人体的骨骼、肠、肾、肝、胎盘等组织，以肝最多。ALP 属于一种水解酶，必须在碱性环境下才有最佳活性。ALP 测定是反映肝外胆道梗阻、肝内占位性病变和骨病的重要指标。

2. 参考区间及临床意义　ALP 的参考区间及临床意义见表3-4。

表3-4　ALP 的参考区间及临床意义

参考区间	血清	男：45—125U/L； 女（<50 岁）：35—100U/L； 女（≥50 岁）：50—135U/L。
临床意义	生理性升高	①骨生长； ②妊娠； ③脂肪餐后。
	升高	①肝胆疾病：阻塞性黄疸、急慢性黄疸型肝炎、肝胆肿瘤； ②骨骼疾病：纤维性骨炎、成骨不全症、佝偻病、骨软化病、骨转移癌和骨折修复愈合期。
	降低	①重症慢性肾炎； ②甲状腺功能减退； ③严重贫血。 ④恶性营养不良； ⑤先天性软骨发育不良。

3. 温馨提示

（1）儿童在生理性骨骼发育期，ALP 活力比正常成人高1—2倍，ALP 升高勿恐慌。

（2）ALP 常作为肝胆疾病和骨骼疾病的临床辅助诊断。

六、γ 谷氨酰转肽酶（γ GT）

1. 项目简介　广泛分布于人体组织中，并主要来源于肝胆系统，正常人血清中 γ-GT 主要来自肝脏。通常在炎症、胆汁淤积的刺激下，肝脏合成的 GGT 会增加。

2. 参考区间及临床意义　γ-GT 的参考区间及临床意义见表 3-5。

表 3-5　γ-GT 的参考区间及临床意义

参考区间		血清　　　男：10—60U/L；女：7—45U/L。
临床意义	升高	①肝炎、肝硬化、脂肪肝、肝癌； ②阻塞性黄疸、胆石症、胆管感染； ③急性胰腺炎、胰腺癌； ④长期接受某些药物如苯巴比妥、苯妥英钠、安替比林等。

3. 温馨提示

（1）长期酒精成瘾会导致血中 GGT 升高。请注意适量饮酒。

（2）GGT 增高程度：肝外胆管梗阻＞原发性肝癌＞肝内胆汁淤积＞急性肝炎＞肝硬化＞慢性肝炎中重度。

（3）GGT 常与 ALP 联合应用，骨骼疾病和肝脏疾病 ALP 均升高，而 GGT 升高只出现于肝胆疾病，可帮助鉴别诊断。

七、胆红素（BIL）

1. 项目简介　胆红素（BIL）是人体内血红蛋白的代谢产物，包括直接胆红素（DBIL）和间接胆红素（IBIL）。直接胆红素（DBIL）又叫结合胆红素，间接胆红素（IBIL）又叫非结合胆红素、游离胆红素；总胆红素（TBIL）是血清 DBIL 与 IBIL 的总和。在正常情况下，血清中的胆红素主要是 IBIL，被肝细胞摄取并加工后的是 DBIL，由于大部分通过胆汁排泄到肠道，因此血清中的 DBIL 很少。

2. 参考区间及临床意义　TBIL、DBIL、IBIL 的参考区间及临床意义见表 3-6 至表3-8。

表 3-6　TBIL 的参考区间及临床意义

参考区间		血清：0—23μmol/L。
临床意义	生理性降低	孕妇。
	生理性升高	新生儿生理性黄疸。
	升高	①溶血性疾病； ②肝脏疾病：包括急慢性肝炎、肝硬化、肝癌、肝内或肝外阻塞等； ③胆道疾病：如胆结石、胆囊炎等。
	降低	降低与冠心病危险增加相关。

表 3-7　DBIL 参考区间及临床意义

参考区间		血清	0-6.8μmol/L　《临床生物化学检验》第 5 版
			0-8μmol/L　WS/T 404.4-2018罗氏配套系统（重氮法）
			0-4μmol/L　WS/T 404.4-2018贝克曼 AU 配套系统（重氮法）
临床意义	升高		①肝细胞性黄疸（如急性黄疸型肝炎、重症肝炎、慢性活动性肝炎、肝硬化等）呈中等程度升高； ②阻塞性黄疸（如胆道结石、胆道梗阻、肝癌、胰头癌等）呈重度增高。

表 3-8　IBIL 的参考区间及临床意义

参考区间		血清：1.7-10.2μmol/L。
临床意义	升高	①溶血性黄疸； ②肝细胞性黄疸。

3. 温馨提示

（1）黄疸：是总胆红素高的主要症状，由于红细胞被破坏，释放大量胆红素，导致皮肤、巩膜等部位发黄。

（2）新生儿，特别是早产儿极易发生黄疸。TBIL 检测可作为判断黄疸程度的依据，同时结合 DBIL、IBIL 结果判断黄疸类型。

（3）根据血清胆红素分类，判断黄疸类型。

血清 TBIL 以 IBIL 增多为主的是溶血性黄疸。

血清 TBIL 以 DBIL 增高为主者是梗阻性黄疸。

血清 TBIL、DBIL 及 IBIL 都升高为肝细胞性黄疸。

八、总蛋白（TP）

1. 项目简介　总蛋白（TP）可分为白蛋白（ALB，又称清蛋白）和球蛋白（GLB）两类，具有维持血管内正常胶体渗透压和酸碱度、运输多种代谢物质、调节被运输物质的生理作用等多种功能，并与机体的免疫功能有着密切的关系。

TP 水平主要反映肝脏合成功能和肾脏病变造成蛋白质丢失的情况。

ALB 是由肝实质细胞合成，是血浆蛋白的主要成分，主要通过调控血液渗透压来维持正常循环的血量。它也可与药物及大分子结合担任输送任务，被称为"分子出租车"。

GLB 是多种蛋白质的混合物，包括具有防御作用而且含量较多的免疫球蛋白和补体、多种糖蛋白。

白蛋白/球蛋白（A/G）即白蛋白与球蛋白的比值。

2. 参考区间及临床意义　TP、ALB、GLB、A/G 的参考区间及临床意义见表 3-9 至表 3-12。

表 3-9　TP 的参考区间及临床意义

参考区间		血清：65—85g/L。
临床意义	升高	①急性脱水状态； ②慢性肾上腺皮质功能减退者； ③高免疫球蛋白血症如多发性骨髓瘤、巨球蛋白血症等。
	降低	①营养不良如严重结核、恶性肿瘤、甲亢等； ②合成障碍如肝脏功能严重损害； ③丢失增加如肠胃疾病、严重烧伤、大出血、肾病综合征等； ④血浆中水分增加，血液稀释如各种原因导致的水钠潴留。

表 3-10 ALB 的参考区间及临床意义

参考区间		血清：40 55g/L。
临床意义	升高	脱水和血液浓缩。
	降低	①急性大量出血或严重烧伤； ②营养不良如严重结核、恶性肿瘤、甲亢等； ③肝脏疾病； ④肾病蛋白尿； ⑤糖尿病； ⑥慢性消化道疾病； ⑦妊娠晚期。

表 3-11 GLB 的参考区间及临床意义

参考区间		血清：20 40g/L。
临床意义	升高	①慢性活动性肝炎； ②慢性活动性肺结核； ③自身免疫性疾病如系统性红斑狼疮、类风湿性关节炎； ④血液性疾病如多发性骨髓瘤、巨球蛋白血症、淋巴瘤等； ⑤炎症或感染性疾病； ⑥疟疾、血吸虫病、麻风、风湿热、肝硬化等。
	降低	①肾上腺皮质功能亢进、应用肾上腺皮质激素或免疫抑制剂后； ②先天性无丙种球蛋白血症； ③营养不良； ④肾病综合征。

表 3-12 A/G 的参考区间及临床意义

参考区间		血清：1.2-2.4g/L。
临床意义	降低	①慢性活动性肝炎、肝硬化； ②肾病综合征。 ③类脂质肾病； ④低蛋白血症。

3. 温馨提示

（1）急性肝损伤早期或病变范围较小时，TP、ALB、A/G 均可正常。

（2）ALB 是维持体内胶体渗透压的主要物质，过低时血液中水分会渗透到周围组织导致水肿，过多时可引起下肢水肿。

（3）可结合电泳分析，协助疾病的精确诊断。

九、前白蛋白（PA）

1. 项目简介　前白蛋白（PA）是完全由肝脏合成的一种蛋白，其半衰期短，仅 1.9 天，当肝脏发生疾病时，血清 PA 浓度会迅速下降，而且它的浓度受临床治疗药物和方法的影响较小，所以它是反映肝脏合成功能的一个敏感和特异性指标，而且是较ALB、胆红素及 γ-球蛋白等更敏感和准确的指标。

2. 参考区间及临床意义　PA 的参考区间及临床意义见表3-13。

表 3-13　PA 的参考区间及临床意义

参考区间	血清	男：0.20-0.43g/L；女：0.18-0.35g/L。
临床意义	升高	①应用皮质激素及口服避孕药； ②霍奇金淋巴瘤。
	降低	①营养不良； ②晚期恶性肿瘤； ③慢性感染； ④肝脏疾病； ⑤肾病。

3. 温馨提示

（1）评价全身营养状况和肝脏功能时，血清 PA 比血清 ALB 测定结果灵敏度更高。

（2）血清 PA 是反映肝脏损害及储备功能较理想的指标，可作为鉴定肝硬化代偿期与失代偿期的指标。

十、胆碱酯酶（CHE）

1. 项目简介　胆碱酯酶，也被称为胆碱酯酶水解酶或乙酰胆碱酯酶，是一种广泛存在于生物体内的酶类。这种酶在人体中主要存在于血清、肝脏、胆囊、肠、脑、神经组织、乳腺等部位。在临床上，胆碱酯酶的测定主要用于了解肝脏的胆碱酯酶合成功能。当肝脏受损时，比如出现肝炎、肝硬化等疾病，肝细胞合成胆碱酯酶的能力会下降，血清胆碱酯酶的活性也会随之降低。因此，胆碱酯酶可以作为评估肝脏功能的一项重要指标。

2. 参考区间及临床意义　CHE 的参考区间及临床意义见表3-14。

表 3-14　CHE 的参考区间及临床意义

参考区间		血清：5000-12000U/L。
临床意义	升高	①维生素 B 缺乏； ②甲亢； ③肥胖症、脂肪肝； ④高血压、糖尿病； ⑤肾病综合征。
	降低	①有机磷中毒； ②肝实质细胞损伤； ③营养不良。

3. 温馨提示

（1）有机磷化合物是一种常用的农药和杀虫剂，但其对人体具有毒性。某些患者误服农药，发生有机磷中毒时，胆碱酯酶活性受到抑制，导致机体神经功能受损。因此，胆碱酯酶检测在有机磷中毒的诊断与监测中具有重要意义。当胆碱酯酶活性显著降低时，应警惕有机磷中毒的可能性，并及时采取解毒措施。

（2）糖尿病患者长期血糖控制不佳，可能导致肝肾功能受损，从而影响胆碱酯酶的活性。因此，胆碱酯酶检测可作为辅助诊断糖尿病的手段之一。

（3）值得注意的是，不同个体间胆碱酯酶的活性可能存在差异，因此，在解读胆碱酯酶检测结果时，应结合个体情况进行分析，避免误解或过度解读。

十一、腺苷脱氨酶（ADA）

1. 项目简介　ADA 是嘌呤核苷代谢中的重要酶类，广泛分布于人体各种组织中，在盲肠、小肠黏膜和脾中含量最多，肝、肺、肾和骨骼肌等处含量较低。ADA 活性测定主要用于肝、胆疾病的诊断和鉴别诊断，以及结核等疾病的辅助诊断。

2. 参考区间及临床意义　ADA 的参考区间及临床意义见表 3-15。

表 3-15　ADA 的参考区间及临床意义

参考区间		血清：0-20U/L。
临床意义	升高	①肝炎、肝硬化、急性黄疸型肝炎、肿瘤引起的阻塞性黄疸； ②前列腺癌、膀胱癌； ③溶血性贫血； ④痛风。
	降低	ADA 缺乏症。

3. 温馨提示

（1）慢性活动性肝炎、肝硬化时 ADA 明显升高，阳性率可达 90%，优于 ALT 检测。

（2）急性黄疸型肝炎在黄疸出现前，ADA 最早增高，先于 ALT。

（3）对黄疸的鉴别诊断有一定价值，溶血性黄疸、肝细胞性黄疸时 ADA 可升高，但梗阻性黄疸时 ADA 升高不明显。

轻松看懂化验单图文解读健康密码

十二、5'核苷酸酶（5'NT）

1. 项目简介　5'-核苷酸酶（5'-NT）是一种对底物特异性不高的水解酶，可作用于多种核苷酸。此酶广泛存在于人体组织，如肝、胆、肠、脑、心、胰等。主要用于肝胆疾病的诊断及监测。

2. 参考区间及临床意义　5'-NT的参考区间及临床意义见表3-16。

表3-16　5'-NT的参考区间及临床意义

参考区间		血清：0-11U/L。
临床意义	升高	①阻塞性黄疸、急慢性肝炎、肝硬化、胆管炎；②原发及继发性肝癌、胆管癌、胰腺癌。

3. 温馨提示

（1）血清5'-NT对肝脏肿瘤的诊断灵敏度极高，在病变早期，当肝扫描相关检查阴性时，血清5'-NT已明显升高。

（2）同时检测ALP和5'-NT，可鉴别诊断肝胆疾病和骨骼疾病。肝胆疾病两者均升高，骨骼疾病仅ALP升高。

（3）血清5'-NT检测可鉴别诊断肝细胞性黄疸和胆汁淤积性黄疸。肝细胞性黄疸时5'-NT轻度增高，胆汁淤积性黄疸时5'-NT显著升高，一般高于正常值的2—3倍。

十三、α L 岩藻糖苷酶（AFU）

1. 项目简介　AFU是一种催化含岩藻糖基的糖蛋白、糖脂等生物活性大分子水解酶的溶酶体酸性水解酶。其广泛分布于人体组织细胞、血液和体液中。参与体内糖蛋白、糖脂和寡糖的代谢。由于肝癌患者AFU明显升高，目前它被认为是原发性肝癌的一种新的肿瘤标记物。

2. 参考区间及临床意义　AFU 的参考区间及临床意义见表 3-17。

表 3-17　AFU 的参考区间及临床意义

参考区间		血清：0-40U/L。
临床意义	升高	①原发性肝癌； ②胆管细胞癌； ③恶性血管内皮细胞瘤； ④重症肝炎。
	降低	遗传性血清 AFU 缺乏症。

3. 温馨提示

（1）若血清 AFU 持续增高不降，可能提示已有癌变病灶存在或表示病情危重，有助于肝硬化恶变预测。

（2）肝炎患者血清 AFU 和 ALT 水平相关，肝硬化患者二者呈分离趋向，原发性肝癌患者二者呈负相关，两者联合观察可鉴别诊断。

（3）重症肝炎时，血清 AFU 可增高，但增幅较低，与原发性肝癌有重叠现象，请勿过度解读。

十四、总胆汁酸（TBA）

1. 项目简介　总胆汁酸在肝内由胆固醇分解转化而生成。胆汁酸大部分都被肠道吸收重新回到肝脏，健康人的周围血液中血清胆汁酸含量极微，当肝细胞损害或肝内、外阻塞时，胆汁酸代谢就会出现异常，总胆汁酸就会升高。

2. 参考区间及临床意义　TBA 的参考区间及临床意义见表 3-18。

表 3-18　TBA 的参考区间及临床意义

参考区间		血清：$0-10\mu mol/L$。
临床意义	升高	①急慢性肝炎、肝硬化、原发性肝癌； ②急性肝内胆汁淤积、肝外阻塞性黄疸、药物性黄疸； ③酒精性肝硬化； ④中毒性肝胆疾病； ⑤甲状腺功能亢进症； ⑥肠道胆汁酸重吸收障碍。
	降低	甲状腺功能减退症

3. 温馨提示

（1）TBA 检测对持续监测慢性肝病有较高价值，尤其适合慢性肝炎预后评估及早期肝硬化的诊断。

（2）TBA 持续增高提示预后较差。

（3）甲亢或肠道胆汁酸重吸收障碍时，也可发生 TBA 升高，同时伴血中胆固醇降低。甲减时，TBA 减低，同时伴血中胆固醇增高。

十五、如何进行肝脏的保护与调养？

肝脏是人体内的重要器官，具有多种功能与作用，保护肝脏对于维护人体健康至关重要。我们应该关注肝脏的健康状况，通过多种方法来保护肝脏，维护人体的整体健康。以下是一些肝脏保护与调养的建议。

1. 合理饮食　饮食与肝脏的养生保健有着密切的关系，丰富的营养物质是维持肝脏代谢功能和保证肝脏健康的必要条件。

肝病患者的具体饮食应该坚持"三高一低"（即高蛋白、高碳水化合物、高热量、低脂肪），原则上是蛋白质稍高，脂肪要稍低，糖量要充足，维生素要丰富。

（1）蛋白质稍高：就是要适当多吃一些牛奶、瘦肉（包括鸡、鱼、虾）、鸡蛋、豆制品、薏苡仁、芝麻等食品。因为肝细胞再生需要较多的蛋白质，这类含有丰富蛋白质的食物，不但能够保证肝脏所需的营养，而且能够减少有毒物质对肝脏的损伤，帮助肝细胞的再生和修复。但对于肝硬化晚期伴有血氨增高的患者，膳食中就要减少蛋白质，禁食肉类食品。

（2）脂肪稍低：脂肪也是肝脏的能量来源之一，而肝炎患者的脂肪供应不可不限，也不可过度限制。因为脂肪过少会影响脂类维生素的吸收，但过多的脂肪容易沉积在肝内而形成脂肪肝，破坏肝细胞而损伤肝功能。所以，对含脂肪较多的食品要进行控制，尽量少吃动物脂肪和油腻、煎炸的食物。不过，植物油有利胆作用，可适量食用。

（3）糖量充足：糖类（淀粉）易于消化，又不增加肝脏负担。米面等主食中所含的糖类（又称碳水化合物）可以为肝脏提供能源，保证肝脏正常的代谢功能。主食量减少时，可增加些易消化的单糖或双糖类食物，如葡萄糖、白糖、蜂蜜、果汁等。但是，糖的供给也不能无原则地长期大量补充。因为乙肝患者的肝细胞发生损伤，糖耐量下降则不能及时将血糖转换为肝糖原，而血糖升高有可能造成糖尿病。

（4）维生素丰富：维生素是肝细胞维持正常功能的必需物质，尤其是维生素 A、维生素 B、维生素 C、维生素 K 等，对保护肝细胞、抵抗毒素损害均有重要作用。含有丰富维生素的水果和蔬菜为肝脏提供了充足的营养来源，但一定要进食新鲜蔬菜和水果，不要吃发霉的花生及玉米等易使肝脏癌变的食物。

2. 适当运动　保养肝脏的运动锻炼要选择场地宽广、视野开阔的地方，运动方式以缓慢柔和较为适宜，如太极拳、太极剑、慢走等。一些放松性的腰腹运动，也适合养肝，如站立转体运动、前俯运动等慢性肝病的患者要注意，要避免做单双杠、举重等需要屏息用力的运动，这些运动使腹肌用力，会加重肝脏的负担。

3. 规律作息　保持充足的睡眠和规律的作息时间，有助于肝脏的修复和再生。

肝脏病人如果处于急性期，除了保证充足的睡眠以外，还应该注意尽量多卧床休息。因为有研究表明，卧床时比站立时肝脏的血流量要增加 40%。肝脏的血流量如果丰富，那么营养也就丰富，可以促进肝功能恢复。

在运动方面，在急性期或肝功能损害比较大的期间，医师不赞成运动锻炼，应卧床休息；而恢复期要注意适当活动，避免过度劳累，因为劳则耗伤气血，会使肝脏生理功能负担过重，导致脏腑得不到充分的营养，使正气虚弱，病程延长。同时还要注意节欲保精，在重症肝炎、慢性活动性肝炎及其他疾病的治疗及初愈后，都不应过多进行性生活，这对疾病的治疗具有积极的意义。

4. 心态平和　心态平和对于调整人体的抵抗力起着很大的作用。如果一个人精神很愉悦，对什么事情都有豁达的态度，就会增强机体抵抗力，增强脏器功能。那么，对于肝病患者来说，肝病的病程有时会时间很长，有些人急于求成，欲速则不达。或者有病乱投医，或者偏信所谓的偏方，结果常常事与愿违。可以用药，但应当遵循医师的医嘱。

5. 戒烟限酒　烟草和酒精对肝脏具有毒性作用，应尽量避免吸烟和饮酒。

6. 定期体检　定期进行肝功能检查和肝脏超声检查，及时发现肝脏疾病的早期症状。

7. 避免滥用药物　一些药物可能对肝脏产生损害，因此在使用药物时应遵循医嘱，避免滥用。

第二节　人体过滤器——肾脏功能检验

一、如何认识肾脏？

（一）肾脏的位置、形态和大体结构

肾位于腹后壁脊柱两侧，成人相当于第 11 胸椎到第 3 腰椎的高度，左右各一，右肾较左肾稍低。肾表面光滑，有结缔组织

膜包围，称肾纤维囊。肾形似蚕豆，长约 11.5cm，质量为 120g—150g。肾内侧缘中部凹陷，深入肾内形成一个空腔，称肾窦。肾窦的开口称肾门，是肾血管、肾盂、淋巴管及神经等进出肾的部位。

肾是实质性器官。将肾做额状剖面，可分为表层的皮质和深部的髓质。肾皮质位于肾的外侧部，包围在髓质的周围，厚约 0.5cm，主要由肾小体与肾小管构成，有血管分布，呈红褐色。肾髓质位于皮质的深部，约占肾实质的 2/3。血管较少，呈淡红色。髓质由 10—18 个肾锥体组成，锥体之间有皮质深入髓质，称肾柱。肾锥体呈圆锥形，结构致密有光泽，可看到许多颜色较深的放射条纹，主要由直的肾小管构成。锥体的基部较宽大，接皮质，尖端为钝圆形呈乳头状，每个肾有 7—12 个肾乳头。在肾乳头上有许多（10—25 个）肉眼不易看见的乳头孔。每 1—3 个肾乳头被漏斗状的膜性短管包绕，此短管称肾小盏。每个肾有 7 或 8 个肾小盏，每 2 或 3 个肾小盏再合并为一个肾大盏。2 或 3 个肾大盏再集合成扁漏斗状的肾盂。肾盂出肾门后逐渐变窄，连接输尿管。

（二）肾脏的组织结构

1. 肾单位　肾单位是肾的基本功能单位，与集合管共同完成泌尿功能。每个肾脏约有 100 万个肾单位，每个肾单位由肾小体和与之相连的肾小管组成。肾小管汇合入集合管。

（1）肾小体：肾小体呈球形，直径约 200mm，分布在肾皮质和肾柱中，包括肾小球和肾小囊两部分。肾小球是一个由毛细血管盘曲而成的血管球，其两端分别与入球小动脉和出球小动脉相连。入球小动脉进入肾小体后，分成 4 支或 5 支，然后反复分支形成许多袢状毛细血管小叶，毛细血管间又相互吻合形成血管球，最后各小叶的毛细血管再汇合成出球小动脉离开肾小体。肾小球的包囊即肾小囊，有内外两层上皮细胞。内层称脏层，紧贴在肾小球毛细血管壁上；外层称壁层，与近曲小管上皮相连。两层细胞之间为肾小囊腔，肾小囊腔与近曲小管管腔相通。

（2）肾小管：肾小管管壁由单层上皮细胞构成，全长30mm—50mm，可分为近球小管和远球小管。

近球小管包括近曲小管和髓袢降支粗段。近曲小管上连肾小囊腔，是肾小管中最粗的一段，盘曲在所属肾小体周围。管壁由单层立方上皮细胞构成，游离面有刷状缘②髓袢细段，由降支和升支组成一"U"形小管，管径细，管壁薄，由扁平上皮细胞构成。

远球小管包括髓袢升支粗段和远曲小管。远曲小管较短，迂曲盘绕在所属肾小体附近，管径变大，管壁由立方形上皮细胞组成。远曲小管末端与集合管相连。

2. 皮质肾单位和髓旁肾单位　肾单位按其所在位置不同，可分为皮质肾单位和髓旁肾单位两类。

（1）皮质肾单位：皮质肾单位主要分布在肾的外皮质层和中皮质层，占肾单位总数的85%—90%。这类肾单位入球小动脉的直径比出球小动脉的直径粗，出球小动脉离开肾小体后再分成毛细血管网，几乎全部分布在皮质部分的肾小管周围。这类肾单位的髓袢很短，只达髓质外层，有的甚至不到髓质层。

（2）髓旁肾单位：髓旁肾单位分布在靠近肾髓质的内皮质层，占肾单位总数的10%—15%。这类肾单位的肾小球体积较大，袢很长，可深入内髓质，甚至到达乳头部。入球小动脉和出球小动脉直径无明显差异。出球小动脉离开肾小体后分成两种小血管：一种是网状毛细血管，缠绕在邻近的近曲小管和远曲小管周围；另一种是细长的"U"形直小血管，深入髓质，与髓袢伴行。这些特点与尿的浓缩和稀释功能密切相关。

3. 集合管　集合管是由皮质走向髓质锥体乳头孔的小管，每一集合管沿途接受远曲小管，管径逐渐变大，管壁逐渐变厚，管壁由立方上皮或柱状上皮构成。许多集合管汇入乳头管，最后形成的尿液汇入肾盏。集合管虽不包括在肾单位内，但在功能上与肾小管密切相关。它在尿液的生成过程，特别是尿液的浓缩过程中起重要作用。

4. 球旁复合体　球旁复合体是位于肾小球附近的特殊细胞群，由三种细胞组成：①球旁细胞，位于靠近肾小球的一小段入球小动脉上，是由小动脉管壁中层的一些平滑肌细胞特殊分化的上皮样细胞，细胞质内有分泌颗粒，分泌颗粒内含肾素，目前认为它是分泌肾素的细胞；②致密斑，位于远曲小管的起始部，其上皮细胞变得狭而高，细胞核密集地聚集在一起，染色较浓，细胞形成一个椭圆盘状隆起，故称致密斑，这些细胞可感受肾小管液中 Na 含量的变化，并将信息传至近球细胞，调节肾素的释放；③球外系膜细胞，位于入球小动脉、出球小动脉和致密斑之间的三角地带，目前功能不清，可能具有吞噬和收缩等功能。

（三）肾脏的血液循环特点

肾的血液供应直接来自腹主动脉分出的左、右肾动脉，因此肾血流量很大。正常成人安静时每分钟有 1200mL 血液流过两肾，相当于心排血量的 1/5—1/4。如此大的血流量并非肾代谢所需，而是与肾的功能密切相关。

肾动脉在肾门处入肾，分出数支叶间动脉，沿髓质与皮质交界线再分成多条弓状动脉，由弓状动脉纵向发出小叶间动脉，呈放射状进入肾皮质，每条小叶间动脉沿途发出入球小动脉，进入肾小体形成血管球（第一级毛细血管网），血管球再汇成出球小动脉离开肾小体，再一次形成球后毛细血管网（第二级毛细血管网），缠绕于肾小管和集合管周围；或形成直小血管，与血管袢相伴而行。因此，肾血液供应要经过两段小动脉（入球小动脉和出球小动脉）和两级毛细血管网，然后汇成静脉，按照小叶间静脉-弓形静脉-叶间静脉-肾静脉的路径流动。

肾小球毛细血管网介于入球小动脉和出球小动脉之间，且皮质肾单位的入球小动脉直径比出球小动脉直径大，因此，肾小球毛细血管血压较高，有利于肾小球的滤过作用；而肾小管和集合管周围的毛细血管网血压低于一般毛细血管血压，有利于肾小管和集合管的重吸收作用。

（四）肾脏的生理功能

肾脏有三大基本功能：生成尿液、排泄代谢产物，维持体液平衡及体内酸碱平衡，内分泌功能。

1. 生成尿液、排泄代谢产物　机体在新陈代谢过程中产生多种废物，绝大部分废物通过肾小球的过滤和肾小管的分泌功能，随尿液排出体外。

正常成年人两侧肾脏血流量每分钟 1000—1200mL，其中血浆流量每分钟 600—700mL。单位时间内肾小球滤过的血浆量称为肾小球滤过率，正常成年人每分钟（120 ± 15）mL。两侧肾脏每日从肾小球滤过的血浆总量为 150—180L，所滤过的这部分血浆称为原尿。原尿流经肾小管及集合管，约 99% 被重吸收。因此排出体外的尿液——终尿仅有 1500—1800mL。机体在代谢过程中所产生的代谢产物，如尿素、肌酸、尿酸以及一些酸性物质由肾小球滤过后通过肾小管排出体外。除了由肾小球滤过外，肾小管尚可直接分泌某些代谢产物，如肌酐、氢离子、钾离子等，以排出体外。但在排泄分泌的同时尚有重吸收过程。如对葡萄糖、小分子蛋白质、氨基酸以及碳酸氢根能全部重吸收。

2. 维持体液平衡及体内酸碱平衡　肾脏通过肾小球的滤过、肾小管的吸收及分泌功能，排出体内多余的水分，调节酸碱平衡，维持内环境的稳定。

人体在消化食物过程中所产生大量酸性物质和少量碱性物质释放入血液，然后排出体外。其中以酸性物质为主要排泄物，酸性物质分挥发性酸和非挥发性酸，前者指碳酸，后者包括硫酸、磷酸、乳酸、丙酮酸等。肾脏调节酸碱平衡反应缓慢，但能充分调节血浆 pH 的变化。它是通过以下方式完成的：①通过肾小管细胞对 $NaHCO_3$ 的重吸收，保留和维持体内必需的碱储备；②肾小管细胞可制造 NH_3，并不断扩散入肾小管腔内，与管腔内的强酸盐负离子（Cl^-、SO_4^{2-} 等）结合成 NH_4Cl 或（NH_4）$_2SO_4$ 等铵盐随尿排出体外；③肾小管所分泌的 H^+ 可与滤液中 Na_2HPO_4 所离解的 Na^+ 进行交换，从而使 $NaHPO_4$ 转变成 Na_2HPO_4 而排出体外，使尿液酸化。

3. 内分泌功能　肾脏作为一个内分泌器官，能合成和释放多种生物活性物质，如合成和释放肾素，参与动脉血压的调节；合成和释放促红细胞生成素，促进红细胞的生成；肾脏中的 $1-\alpha$ 羟化酶可使 25（OH）D_3 转化为活性维生素 D，调节钙的吸收和血钙水平；肾脏还能生成前列腺素，参与局部或全身血管活动的调节。

肾脏疾病是临床常见病、多发病，可造成人体内多种物质代谢紊乱，体液生物化学物质的检验对肾脏功能评估、肾脏疾病诊断、病情判断和疗效观察等有重要的意义。

二、为什么要进行肾功能检测？

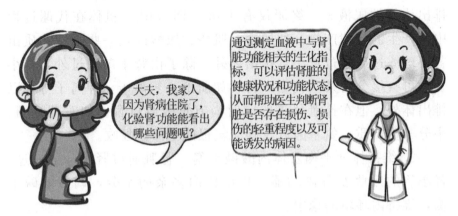

大夫，我家人因为肾病住院了，化验肾功能能看出哪些问题呢？

通过测定血液中与肾脏功能相关的生化指标，可以评估肾脏的健康状况和功能状态，从而帮助医生判断肾脏是否存在损伤、损伤的轻重程度以及可能诱发的病因。

肾功能检查是临床常用的实验室检查方法之一，旨在通过测定血液中与肾脏功能相关的生化指标，评估肾脏的健康状况和功能状态。这些指标可以帮助医生判断肾脏是否存在损害、损伤程度以及可能的病因，为制定治疗方案和预后评估提供重要依据。肾功能检查主要包括以下几个指标：尿素、肌酐、尿酸、β_2微球蛋白、胱抑素 C 等。这些指标反映了肾脏的滤过、排泄和重吸收功能，对于评估肾脏的整体功能具有重要意义（表 3 - 19）。

表 3 - 19　XX 医院检验结果报告

检验申请：肾功能

No	项目	缩写	结果	单位	参考区间
1	尿素	Urea	4.41	mmol/L	2.6 - 7.5
2	肌酐	Cr	49	μmol/L	41 - 73
3	尿酸	UA	244	μmol/L	155 - 357
4	β_2微球蛋白	β_2MG	1.59	mg/L	1.0 - 2.3
5	胱抑素 C	CYSC	0.90	mg/L	0.51—1.09

三、尿素（Urea）

1. 项目简介　尿素（Urea）是一种含氮的有机化合物，是体内蛋白质的终末代谢产物，生成的尿素通过血液运输至肾脏，经肾小球滤过后随尿液排出体外。当肾功能受损时，尿素的排泄能力下降，导致血液中尿素水平升高。因此，通过检测血液中尿素含量，可间接了解肾脏的滤过功能是否正常。在临床检验中，尿素常被作为评估肾功能和蛋白质代谢状态的重要指标。

2. 参考区间及临床意义　Urea 的参考区间及临床意义见表 3-20。

表 3-20　Urea 的参考区间及临床意义

参考区间	血清	男：<60 岁 3.1 - 8.0mmol/L； 男：≥60 岁 3.6 - 9.5mmol/L； 女：<60 岁 2.6 - 7.5mmol/L； 女：≥60 岁 3.1 - 8.8mmol/L。
临床意义	升高	①肾前性疾病：如感染、高热、脱水、水肿、腹水、糖尿病酸中毒、休克、循环功能不全； ②肾性疾病：如肾小球肾炎、肾功能衰竭、肾盂肾炎、肾病综合征、肾间质性肾炎等； ③肾后性疾病：如前列腺肿大、尿路结石、膀胱肿瘤致尿道受压等； ④高蛋白饮食、消化道出血、大面积烧伤、大手术后、甲腺功能亢进等； ⑤标本严重溶血、血氨升高。
	降低	①严重肝病； ②营养不良； ③消耗性疾病； ④妊娠。

3. 温馨提示

（1）血清 Urea 的测定有助于观察肾小球滤过功能。

（2）随年龄增加，血清 Urea 有增高趋势。

四、肌酐 (Cr)

1. 项目简介　血清 Cr 主要是骨骼肌肌酸的代谢终产物，是体内的一种废物，由肾小球滤过而随尿液排出，肾小管基本不重吸收，当肾功能出现异常时，血液中的肌酐浓度会升高。目前血清 Cr 浓度检测主要用于肾功能的评估。

2. 参考区间及临床意义　Cr 的参考区间及临床意义见表 3-21。

表 3-21　Cr 的参考区间及临床意义

参考区间	血清	男：<60 岁 57-97μmol/L； 男：≥60 岁 57-111μmol/L； 女：<60 岁 41-73μmol/L； 女：≥60 岁 41-81μmol/L。
临床意义	升高	①肾脏疾病：如急性和慢性肾小球肾炎、肾硬化、多囊肾、肾移植后排斥反应等； ②降血压药物（血管紧张素转换酶抑制药或血管紧张素受体拮抗药）； ③失血、休克、心力衰竭； ④甲状腺功能减退； ⑤剧烈体力活动。
	降低	①肌萎缩； ②严重肝病； ③白血病； ④肾功能不全； ⑤妊娠。

3. 温馨提示

(1) 影响肌酐的生理因素：男性高于女性，肥胖者高于消瘦者。

(2) 对于慢性肾炎患者，血清 Cr 含量越高，预后越差。

(3) 新生儿血清中高胆红素，往往使肌酐结果偏低。

(4) 发生肾损伤时，如果两个肾都正常，只要一个肾发挥功能，血清 Cr 就能维持正常水平。因此，血清 Cr 并不能反映早期、轻度的肾功能下降。

五、尿酸（UA）

1. 项目简介 UA 是人体内核酸中嘌呤代谢的终末产物，主要由细胞代谢分解的核酸和其他嘌呤类化合物以及食物中的嘌呤经酶作用分解而来，由肾小球滤过，其中 98% 被肾小管重吸收和排泄。当血液中 UA 浓度过高时，会导致痛风关节炎和泌尿道结石。血清 UA 是评价肾小球滤过功能的一项指标。

2. 参考区间及临床意义 UA 的参考区间及临床意义见表3-22。

表 3-22 UA 的参考区间及临床意义

参考区间	血清	男：208—428 $\mu mol/L$；女：155—357 $\mu mol/L$。
临床意义	升高	①高嘌呤饮食者； ②肾损害：如急性和慢性肾炎、肾结核、肾盂肾炎、肾积水、肾衰竭等； ③痛风； ④代谢综合征； ⑤癌症。
	降低	①恶性贫血； ②范可尼综合征； ③多发性硬化症； ④药物（促进尿酸排泄药物及抑制尿酸生成药物）。

3. 温馨提示

（1）痛风多是单一末梢关节剧烈疼痛合并炎症、肿胀等症状，踇趾第一跖趾关节最常见。

（2）避免高嘌呤饮食，如动物内脏、蚝、蟹等海产品。

六、β₂微球蛋白（β₂MG）

1. 项目简介　β₂MG 是一种低分子量蛋白质。除成熟红细胞和胎盘滋养层细胞外，其他细胞均含 β₂MG，主要由淋巴细胞和肿瘤细胞产生。正常人体中 β₂MG 浓度相对恒定，可从肾小球自由滤过，几乎全被近曲小管上皮细胞重吸收并分解破坏，血清中 β₂MG 可反映肾小球滤过功能。

2. 参考区间及临床意义　β₂MG 的参考区间及临床意义见表 3-23。

表 3-23　β₂MG 的参考区间及临床意义

参考区间		血清：＜60 岁 1.0-2.3mg/L；≥60 岁 1.3-3.0mg/L。
临床意义	升高	①肾炎、肾功能降低、肾移植排斥反应； ②自身免疫性疾病、结缔组织病、系统性红斑狼疮活动期； ③造血系统恶性肿瘤如慢性淋巴细胞白血病、多发性骨髓瘤等； ④急性肝炎、肝硬化、慢性活动性肝炎。

3. 温馨提示

（1）血清 β₂MG 可反映肾小球滤过功能，且较 Cr 浓度增高更早、更显著。

（2）血清 β₂MG 还是 B 淋巴细胞增殖性疾病的主要标志物，造血系统恶性肿瘤，如慢性淋巴细胞白血病、多发性骨髓瘤等疾病，B 淋巴细胞增多，血清 β₂MG 明显增高。

（3）血清 β₂MG 可结合尿液 β₂MG 鉴别诊断一些疾病。

七、血清胱抑素 C（CYSC）

1. 项目简介　CYSC 即半胱氨酸蛋白酶抑制蛋白 C，是一种小分子物质，机体内所有有核细胞均可以产生 CYSC，相对浓度恒定。胱抑素 C 可以自由通过肾小球滤过膜，在近曲小管全部重吸收并迅速代谢分解，尿中仅微量排出。

2.参考区间及临床意义　CYSC 的参考区间及临床意义见表 3-24。

表 3-24　CYSC 的参考区间及临床意义

参考区间		血清：0.59-1.03mg/L。
临床意义	升高	①各种肾小球肾炎、肾功能衰竭；②移植排斥反应；③糖尿病肾病早期。

3.温馨提示

（1）CYSC 不受饮食、肌肉量、身高、体重、年龄、炎症、感染、恶性肿瘤、肝功能等因素的影响，是反映肾小球滤过功能的一个敏感、特异指标。

（2）作为肾小球滤过功能的标志物，CYSC 的敏感性和特异性优于血 Cr，可预测肾脏肾小球早期损伤，是一个比较理想的标志物。

八、肾脏保护建议

肾脏是人体的一个重要器官，祖国医学早就有精辟的论述："肾为先天之本、五脏六腑之根。"人体的物质代谢产物大都要经过肾脏排出体外，以保持机体各脏器、组织的正常生理功能，可见肾脏的重要性。保护好肾脏，应从以下几个方面给予重视。

1.饮水　除一日三餐外，每日必须饮用一定量的水。多饮水可帮助人体把代谢产物排出，降低有毒物质在肾脏中的浓度，避免肾脏损伤。

2.低盐　菜肴不宜过咸。因为血液中钠离子浓度过高，会增加肾脏负担，而且也是造成高血压的一大危险因素。

3.避免使用对肾脏有损害的药物　如庆大霉素、卡那霉素、磺胺类药物、抗炎镇痛类药物等对肾脏是有害的，使用时应引起警惕，应遵循医嘱，切勿滥用。

4. 注意腰部保暖　平时保护好腰部，免受风寒侵袭，使肾脏有良好的血液循环，保证肾脏功能正常。

5. 预防上呼吸道感染　因为肾炎发生率最高的病因为上呼吸道疾病，如慢性扁桃体炎，经常化脓、发热者应积极治疗，必要时手术摘除。

6. 注意个人卫生　注意外阴部的卫生，防止尿路感染，早期预防，以免逆行感染引起肾脏疾病。

7. 控制慢性疾病　高血压、糖尿病等慢性疾病是影响肾脏健康的重要因素，应积极控制病情，避免对肾脏造成进一步损害。

8. 养成良好生活习惯　过度劳累，过量吸烟、饮酒，过度性生活均可引起肾脏损害，应该引起重视，并减少致病因素。

9. 树立良好的健康意识　定期做好个人体格检查，定期进行肾功能检查和尿液检查，做到早发现、早治疗，保护好自己的肾脏。一旦发现有肾脏疾病时，应积极地进行治疗。

第三节　人体发动机——心血管疾病检验

一、如何认识心血管疾病？

1. 心血管疾病概述　心血管疾病主要包括三大综合征，即心力衰竭、心律失常和心源性休克；五大常见病，即高血压、冠心病、瓣膜病、先天性心脏病和心肌疾病。此外，还包括心包疾病、感染性心内膜炎、心脏肿瘤、周围血管疾病和其他系统疾病的心脏损伤等。

心血管疾病是目前危害居民健康和社会劳动力的重大疾病。随着社会都市化和不健康生活方式的蔓延，其发病率在发展中国家有逐年增加的趋势，尤其是我国，这种趋势更为明显。近20年来，我国的心血管疾病的构成发生了很大的变化。20世纪70年代以前最常见的风湿性心脏病逐年减少，而高血压、冠状动脉粥样硬化性心脏病等与都市化和不健康生活方式相关的疾病则逐年增加，已经成为我国最常见的心血管疾病。在部分欧洲发达国家及美国，高血压、冠状动脉粥样硬化性心脏病和脑卒中无论是发病率、患病率还是病死率近年来都呈现下降趋势。

心血管疾病在世界范围内具有高发病率和高死亡率。在中国，心血管疾病占总死亡率的38％。2016年中国心血管死亡约434万例，其中冠心病死亡约174万例。伴随着人口老龄化进展，中国已有心血管患病人数超2.90亿例，且预计到2030年，心血管疾病事件将持续增加，给社会带来沉重的负担。在当前沉重的心血管疾病负担下，国内心血管疾病风险因素管理水平仍有待提高。调查显示，仅有24％的高血压患者知道自己的病情，只有19％的人在接受治疗，不到5％的人血压得到了适当的控制。

《健康中国2030》规划中指出针对心血管疾病等慢性病要预防为主，强化早诊断、早治疗的科学防治理念。同时，心血管病的防治需多部门参与、配合，建立高效的危险因素评估、管理与反馈系统。增强患者自身健康管理意识，减少危险因素的暴露。此外，中国心血管病高危人群临床预防服务总体水平有待提高，未来仍需加强心血管病高危人群的健康教育，促进基层临床工作者对心血管病临床预防服务的认知，同时推进常见慢性心血管病药物的普及性，以切实降低中国心血管病发病率和死亡率。

2. 心血管疾病分类

（1）按照病因分类：心血管疾病包括先天性心血管病和后天性心血管病。先天性心血管病（简称先心病），是心脏大血管在胚胎期发育异常所致；后天性心血管病是由于出生后心脏受各种外来或机体内在因素作用而致病，有以下几种类型：①动脉粥样硬化：主要累及弹力动脉，冠状动脉粥样硬化引起供血障碍时，称冠状动脉粥样硬化性心脏病（冠心病）；②风湿性心脏病（简称风心病）：又可进一步分为风湿性心肌炎和风湿性心脏瓣膜病；③高血压及高血压心脏病；④感染性心脏病：为病毒细菌、真菌、立克次体、寄生虫等感染侵犯心脏或心包而导致的心脏病；⑤原因不明的心肌病；⑥全身疾病的心脏损害，包括内分泌疾病、神经肌肉疾病、血液病剂营养代谢性疾病、结缔组织病等都可以引起心脏损害；⑦心脏瓣膜退行性改变引起的心脏瓣膜功能损伤；⑧物理和化学因素：放射线、高原环境、地域因素、某些抗肿瘤药物等都可以引起心脏损伤或心脏肿瘤；⑨遗传因素引起的心血管病：遗传因素既可以引起心脏血管的结构改变，也可以引起心脏机械功能和心脏电活动改变，目前认为遗传学背景是许多心血管疾病患病和易患的重要原因；⑩心血管外伤：可引起心血管各种形式的结构破坏，从而影响心血管功能甚至危及生命。

（2）按病理解剖分类：不同病因的心血管病可分别或同时累及心内膜、心肌、心包及大血管，形成具有特征性的病理解剖变化，不同的病理解剖特点可反映不同病因的心血管病：①心内膜病变：可表现为心内膜炎、纤维蛋白组织增生，心膜脱垂、黏液样变性、纤维化、钙化或撕裂等，这些病变均可导致瓣膜狭窄或关闭不全。②心肌病和（或）心律失常：心肌炎症变性、肥厚、缺血、纤维化（硬化）均导致心脏扩大，心肌收缩力下降和（或）心律失常。尚可导致心脏破裂或损伤、乳头肌或腱索断裂、心室壁瘤等。③心包疾病：如心包炎症、积液、积血或积脓、缩窄、缺损等。④大血管疾病：如动脉粥样硬化、动脉瘤、中膜囊样变性、夹层分离、血管炎症、血栓形成、栓塞等。⑤各组织结构的先天性畸形。

（3）按病理生理分类：不同病因的心血管病可引起相同或不同的病理生理变化：①心力衰竭（HF）：主要指心肌机械收缩或舒张功能不全。分为急性或慢性心力衰竭，左心、右心或全心心力衰竭，可见于各种心血管病，尤其是在疾病的晚期。②休克：为周围循环血液灌注不良造成的内脏和外周组织缺血、缺氧，微循环障碍等一系列变化。③冠状循环功能不全：为冠状动脉供血不足造成的心肌缺血、缺氧的变化。④乳头肌功能不全：二尖瓣或三尖瓣乳头肌缺血或病变，导致不能正常调节瓣叶的启闭，引起瓣膜关闭不全。⑤心律失常：为心脏的自律性、兴奋性或传导功能失调，引起心动过速、过缓和心律不规则的变化。⑥高动力循环状态：为心排血量增多、血压升高、心率增快、周围血液灌注增多的综合状态。⑦心包填塞：因心包腔大量积液、积血或积脓，或纤维化、增厚、缩窄而妨碍心脏充盈或排血，并造成静脉瘀血。⑧其他：体动脉或肺动脉、体静脉或肺静脉压力的增高或降低；体循环或肺循环之间、动脉或静脉之间的血液分流等。

二、为什么要进行心血管项目的检测？

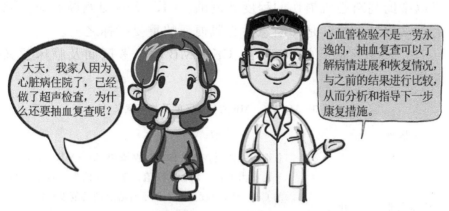

大夫，我家人因为心脏病住院了，已经做了超声检查，为什么还要抽血复查呢？

心血管检验不是一劳永逸的，抽血复查可以了解病情进展和恢复情况，与之前的结果进行比较，从而分析和指导下一步康复措施。

　　心血管疾病种类繁多，病因复杂，急性缺血性心脏病和心力衰竭是两种最常见的心脏病变。近年来发展起来的临床生物化学指标为心脏疾病，特别是缺血性心脏疾病的诊断提供了重要依据，而且能通过动态监测进一步评估病情严重程度，判断患者预后，甚至用于指导治疗。因此，本节主要讲述这两种心脏病变的临床生物化学检验。表3-33为某医院心血管检测指标的检验结果报告。

表3-33　XX医院检验结果报告

检验申请：心肌酶检测

项目	缩写	结果		单位	参考区间
超敏C反应蛋白	HsCRP	4.00		mmol/L	3.90 - 6.10
肌红蛋白	Mb	44.10		ng/L	0.00 - 70.00
肌酸激酶	CK	134.00		U/L	30.00 - 170.00
肌酸激酶同工酶MB	CKMB	90.00	↑	U/L	0.00 - 24.00
乳酸脱氢酶	LDH	299	↑	U/L	120.00 - 250.00
同型半胱氨酸	HCY	12.00	↑	%	4.00 - 6.00

三、肌酸激酶同工酶 MB（CK　MB）

1. 项目简介　CK-MB 主要存在于心肌细胞中，当心肌受损时，CK-MB 会释放到血液中。因此，检测 CK-MB 的水平可以帮助判断心肌损伤的程度和范围。CK-MB 对判断心肌坏死有较高的特异性，是诊断急性心肌梗死的重要指标之一。

2. 参考区间及临床意义　CK-MB 的参考区间及临床意义见表 3-34。

表 3-34　CK-MB 的参考区间及临床意义

参考区间		血清：0-24U/L。
临床意义	升高	①急性心肌梗死胸痛发作后，血清中 CK-MB 上升，先于总活力升高，24h 达峰值，至 48h 消失。若下降后的 CK-MB 再度上升，提示有心肌梗死复发可能； ②骨骼肌损伤； ③外伤； ④剧烈锻炼。

3. 温馨提示

（1）CK-MB 是肌酸激酶（CK）的一种亚型，主要存在于心肌组织中。

（2）CK-MB 的升高也见于骨骼肌损伤、外伤、剧烈锻炼等情况，结合临床症状判断，避免误诊。

四、肌红蛋白（Mb）

1. 项目简介　是一种存在于心肌和骨骼肌中的蛋白质，当这些肌肉组织受损时，肌红蛋白会释放到血液中。因此，肌红蛋白的水平升高可以作为心肌损伤或心肌梗死的早期指标。但需要注意的是，肌红蛋白的升高也可能与其他疾病有关，如心肌炎、心肌病等，因此需要结合其他指标进行综合判断。到目前为止，

Mb 是急性心肌梗死发生后最早可测到的心肌损伤标志物之一，是诊断急性心肌梗死的早期标志物。

2. 参考区间及临床意义　Mb 的参考区间及临床意义见表 3-35。

表 3-35　Mb 的参考区间及临床意义

参考区间		血清：0-85ng/ml。
临床意义	升高	①急性心肌梗死； ②急性皮肌炎、多发性肌炎； ③急性肌肉损伤； ④急慢性肾功能衰竭。

3. 温馨提示

（1）骨骼肌轻微损伤可引起血清 Mb 明显升高，所以血清 Mb 升高不能区分是心肌还是骨骼肌的损伤。在胸痛发作 2—12 小时内，肌红蛋白阴性可排除急性心肌梗死诊断，可结合肌钙蛋白（cTn）、心电图和临床进行诊断，避免误诊。

（2）肌红蛋白的升高幅度和持续时间与梗死面积和心肌坏死程度呈正相关，因此可用于心肌梗死的早期诊断。

（3）在急诊情况下，医生可能会安排肌红蛋白的快速检测，以快速诊断急性心肌梗死。

五、肌钙蛋白 I（cTnI）

1. 项目简介　cTnI 是心肌细胞中的结构蛋白，当心肌受损时，肌钙蛋白会释放到血液中。cTnI 能早期出现并在血中维持较长时间。且 cTnI 具有高度的特异性。肌钙蛋白的检测对于诊断心肌损伤和评估心脏功能具有重要意义。此外，肌钙蛋白还可以用于监测心血管疾病的风险和预测心脏康复效果。

2. 参考区间及临床意义　cTnI 的参考区间及临床意义见表 3-36。

参考区间		血清：0.00—0.03ng/mL。
临床意义	升高	①心肌损伤、心肌梗死、心力衰竭； ②心脏移植后的排斥反应。

3. 温馨提示

（1）肌钙蛋白被认为是心肌损伤比较特异的标志物，但其在心肌梗死后 4—6 小时才升高，不利于早期诊断。

（2）肌钙蛋白的升高通常与心肌细胞的损伤和坏死有关，是诊断心力衰竭的重要指标之一。

（3）在心力衰竭的情况下，肌钙蛋白可能会出现不同程度的升高。

六、B 型钠尿肽（BNP）和 N 端 B 型钠尿肽前体（NT proBNP）

1. 项目简介　BNP 和 NT－proBNP 是心脏在受到压力或损伤时释放的肽类激素。在心力衰竭发生时，其水平会显著升高，因此可作为诊断心力衰竭的重要指标。同时，通过监测 BNP 和 NT－proBNP 的水平，还可以评估心力衰竭的严重程度和治疗效果。

2. 参考区间及临床意义　BNP 和 NT－proBNP 的参考区间及临床意义见表 3－37。

表 3－37　BNP 和 NT－proBNP 的参考区间及临床意义

参考区间		BNP＜100pg/L。 NT－proBNP：75 岁以下＜125pg/L；75 岁以上＜450pg/L。
临床意义	升高	①心力衰竭； ②左心室超负荷如动脉高压或肥大性梗阻性心肌病； ③心源性哮喘。

3．温馨提示

（1）BNP 和 NT – proBNP 是心力衰竭诊断中的重要指标。

（2）在心力衰竭的情况下，由于心脏泵血功能下降，这些指标的水平会升高，有助于心力衰竭的诊断和监测。

七、同型半胱氨酸（HCY）

1．项目简介　同型半胱氨酸是一种含硫氨基酸，其水平升高与心血管疾病的风险增加密切相关。高同型半胱氨酸血症可能是动脉粥样硬化的独立危险因素，因此检测同型半胱氨酸的水平对于评估心血管疾病风险具有重要意义。

2．参考区间及临床意义　HCY 的参考区间及临床意义见表 3 – 38。

表 3 – 38　HCY 的参考区间及临床意义

参考区间		血清：0　15μmol/L。
临床意义	升高	①动脉粥样硬化、心肌梗死； ②高血压； ③糖尿病； ④脂代谢紊乱、代谢综合征。

3．温馨提示

（1）同型半胱氨酸是心血管疾病风险的一个预测因子。

（2）高浓度的同型半胱氨酸与动脉粥样硬化、冠心病等心血管疾病的风险增加有关。

（3）监测同型半胱氨酸水平有助于评估个体心血管疾病的风险，并采取相应的预防措施。

八、心血管疾病如何进行日常调护？

1．健康饮食习惯　养成健康的饮食习惯对预防心脑血管疾病至关重要。首先，要控制饮食中的盐分摄入，以减少高血压的风险。其次，适量摄入富含钾、镁、钙等微量元素的食物，如蔬菜、水果、全谷类等。此外，选择低脂、低胆固醇的食物，减少饱和脂肪和反式脂肪的摄入，以降低血脂异常的风险。

2. 规律有氧运动　有氧运动可以提高心肺功能，促进血液循环，降低心脑血管疾病的风险。建议选择适合自己的有氧运动方式，如散步、慢跑、游泳、骑自行车等，并保持每周至少150分钟的中等强度有氧运动。

3. 戒烟限酒　吸烟和过量饮酒是心脑血管疾病的重要危险因素。戒烟可以显著降低心脑血管疾病的风险，限酒则可减少酒精对心血管系统的损害。建议尽量不吸烟、不饮酒，或者戒烟限酒，以降低心脑血管疾病的风险。

4. 控制体重血压　保持适当的体重和血压水平对预防心脑血管疾病具有重要意义。肥胖和高血压都是心脑血管疾病的独立危险因素。因此，要合理控制饮食，增加运动量，保持适当的体重；同时，定期监测血压，如有异常应及时就医治疗。

5. 定期体检监测　定期进行体检有助于及早发现心脑血管疾病的危险因素和早期病变。建议每年至少进行一次全面的体检，包括血压、血脂、血糖、心电图等项目的检查。

6. 合理作息时间　保持规律的作息时间有助于维护身体健康，降低心脑血管疾病的风险。建议每晚保证7—8小时的睡眠，白天保持适当的活动，避免长时间久坐或熬夜。

7. 心情愉悦舒畅　心情愉悦舒畅对心脑血管健康至关重要。长期的心理压力、焦虑和抑郁等负面情绪可能导致心脑血管疾病的发病风险增加。因此，我们要学会调整自己的心态，保持乐观向上的情绪，积极面对生活中的挑战和困难。

8. 科学药物治疗　对于已经患有心脑血管疾病的患者，科学药物治疗是必不可少的。在医生的指导下，按时按量服用降压、降脂、抗血小板等药物，以控制病情的发展，减少并发症的发生。

第四节 了如"脂"掌——血脂代谢检验

一、如何认识血脂？

（一）血脂的概述

血脂，指的是血液中所含的脂类物质的总称。血脂的成分较多，主要包括胆固醇、甘油三酯、磷脂以及游离脂肪酸等。其中，胆固醇和甘油三酯是血脂的主要组成部分，也是影响血脂水平的关键因素。血脂在人体中发挥着重要的生理功能，如能量储存、细胞膜构成以及激素合成等。

血脂既可在体内合成后释放入血，又可从食物经消化吸收入血。血脂的含量虽占全身脂质总量极少部分，但由肠道所吸收的三酰甘油或肝内合成的三酰甘油及脂库动员出来的脂肪酸，都必须通过血液循环进行转运。因此血脂的含量可以反映体内脂质代谢的概况。在临床上测定血脂含量具有一定的诊断意义，是临床生化检验的常规测定项目。血脂含量受膳食、年龄、性别、代谢以及职业等的影响，波动范围较大，空腹时血脂相对稳定。临床测定时应在禁食 10—12 小时后取血，才能可靠反映血脂水平。

（二）脂蛋白介绍

1. 脂蛋白的组成、结构 脂蛋白由载脂蛋白（Apo）和脂类组成。载脂蛋白分 A、B、C、D、E 五类各类又分若干亚类，其主要功用为运载脂质并维持脂蛋白结构的稳定，有些载脂蛋白还具有激活脂蛋白代谢酶和识别脂蛋白受体的功能。脂质位于脂蛋白颗粒内，磷脂的亲水基团可伸出到脂蛋白的外表，以增加脂蛋白外层的亲水性，并起稳定脂蛋白结构的作用。

2. 脂蛋白的分类　由于脂蛋白中蛋白质和脂质的组成、比例不同，它们的颗粒大小、表面电荷及密度均有差异。因此可用电泳法和超速离心法将它们分离。脂蛋白经电泳分离后，可按迁移率的快慢依次分为α-脂蛋白、前β-脂蛋白、β-脂蛋白和位于点样原点的乳糜微粒（CM）四种。其中，α-脂蛋白最快，CM最慢。脂蛋白经超速离心分离后，可按密度高低依次分为高密度脂蛋白（HDL）、低密度脂蛋白（LDL）、极低密度脂蛋白（VLDL）和乳糜微粒（CM）四种。

3. 各类脂蛋白的来源、组成特点

（1）乳糜微粒（CM）：CM由小肠黏膜上皮细胞合成，其中含有大量甘油三酯（80%—95%）。因这来自食物脂肪的消化、吸收，所以CM的功用为运输外源性甘油三酯到肝和肝外组织被利用。

（2）高密度脂蛋白（HDL）：HDL即α-脂蛋白，主要由肝细胞合成，小肠黏膜、上皮细胞也能合成少量。HDL含有较多的磷脂（25%）与胆固醇（20%）。主要功用是向肝外组织运输磷脂和将肝外组织的胆固醇逆向往肝内运输。

（3）低密度脂蛋白（LDL）：LDL即β-脂蛋白，是在血浆中转变生成的。LDL在血液循环过程中，受毛细血管壁上存在的脂蛋白脂肪酶的作用，使其中的甘油三酯不断被水解，释出脂肪酸与甘油，于是脂蛋白颗粒变小、密度增加。

（4）极低密度脂蛋白（VLDL）：VLDL即前β-脂蛋白，主要由肝细胞合成，含有较多的甘油三酯（50%—70%），VLDL的功用是向肝外运输内源性甘油三酯。

二、为什么要进行血脂检验？

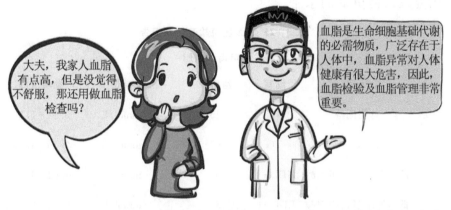

大夫，我家人血脂有点高，但是没觉得不舒服，那还用做血脂检查吗？

血脂是生命细胞基础代谢的必需物质，广泛存在于人体中，血脂异常对人体健康有很大危害，因此，血脂检验及血脂管理非常重要。

　　血脂异常，包括血脂升高和降低，都可能对人体健康造成危害。长期血脂升高可能导致动脉粥样硬化，进而引发冠心病、心肌梗死、脑卒中等心血管疾病。而血脂过低则可能影响细胞膜的稳定性、激素合成等生理功能，出现疲劳、免疫力下降等症状。其中以动脉粥样硬化性心血管疾病为主的心血管疾病是我国城乡居民第一位死因。面对我国心血管疾病不断上升的趋势，血脂的科普以及血脂管理刻不容缓。因此，在近二十年的健康体检中血脂检测已成为必不可少的项目（表3-25）。

　　血脂异常的原因多种多样，包括遗传因素、不良饮食习惯、缺乏运动、肥胖、吸烟、酗酒等。此外，一些疾病如糖尿病、甲状腺功能减退等也可能导致血脂异常。

　　血脂检测通常采用血液生化检查的方法，通过抽取静脉血样，利用特定的试剂和仪器检测血液中的血脂成分及含量。

　　在检测前，需要注意饮食、运动等方面的调整，以确保检测结果的准确性。①抽血前3天内避免高脂饮食，如排骨汤、粉蒸肉等，24小时内不饮酒，抽血当天空腹12—14小时。②取血前最好停用影响血脂的药物，如避孕药、激素等。③如检验结果接近或超过参考值，应间隔1周后，在同一家医院的实验室再次抽血复查。尽量减少或避免由于实验误差造成的假象。

血脂的高低是反映人体健康与否的一项重要指标，严格意义来讲，血脂项目是没有参考区间的，只是根据划分水平进行危险分层，不同的人群血脂水平有不同的合适范围，血脂控制的目标值也是不一样的。危险人群 TC、TG 和 LDL－C 往往需要控制到比健康人群更低的水平。

表 3－25　XX 医院检验结果报告

检验申请：血脂

No	项目	缩写	结果		单位	参考区间
1	总胆固醇	TC	5.45	↑	mmol/L	3.11－5.20
2	甘油三酯	TG	0.97		mmol/L	0.56－1.70
3	高密度脂蛋白胆固醇	HDL－C	2.08	↑	mmol/L	1.04－1.55
4	低密度脂蛋白胆固醇	LDL－C	2.84		mmol/L	2.07－3.37
5	载脂蛋白 A1	ApoA1	2.06		g/L	1.08－2.25
6	载脂蛋白 B	ApoB	0.87		g/L	0.60－1.17
7	脂蛋白 a	Lp（a）	11.70		mg/dL	0.00－30.00

三、总胆固醇（TC 或 CHOL）

1. 项目简介　总胆固醇（TC）是血液中所有脂蛋白所含胆固醇的总和，包括游离胆固醇和胆固醇酯。总胆固醇的水平是评估人体血脂状况的重要指标之一，与心血管疾病的风险密切相关。

2. 参考区间及临床意义　TC 的参考区间及临床意义见表 3－26。

表 3 - 26 TC 的参考区间及临床意义

参考区间		血清：3.11—5.2mmol/L。
临床意义	升高	①高脂蛋白血症； ②动脉粥样硬化； ③阻塞性黄疸； ④甲状腺功能减退； ⑤肾病综合征； ⑥糖尿病。
	降低	①严重贫血； ②急性感染； ③甲状腺功能亢进； ④肺结核； ⑤先天性血清脂蛋白缺乏营养不良等。

3. 温馨提示

（1）血清 TC 水平受年龄、家族、性别、遗传、饮食和精神等多种因素影响。

（2）不同年龄段，TC 水平会所有不同，新生儿总胆固醇很低，哺乳后很快接近成人水平，之后随年龄增长而上升，但 70 岁以后不再上升，甚至有所下降。

（3）高脂高糖对 TC 水平有明显的影响，因此检测 TC 时一般要求空腹 12 小时以上采血。

（4）长期吸烟、饮酒和精神紧张等会引起 TC 升高。

（5）我国血脂 TC 分层切点如下：合适范围＜5.18mmol/L；边缘升高 5.18 - 6.19mmol/L；升高≥6.22mmol/L。

四、甘油三酯（TG）

1. 项目简介 TG 是血脂中各脂蛋白所含甘油三酯的总和，首要功能是为细胞提供能量，TG 是构成血脂的主要成分，是人体内含量最多的脂类。

2. 参考区间及临床意义 TG 的参考区间及临床意义见表 3 - 27。

表 3 - 27　TG 的参考区间及临床意义

参考区间		血清：0.56—1.70mmol/L。
临床意义	升高	①家族性高 TG 血病，家族性混合型高脂血症； ②继发性疾病如糖尿病、糖原累积症、甲状腺功能不足、肾病综合征、妊娠等； ③急性胰腺炎高危状态时，TG>11.3mmol/L； ④高血压、脑血管病、冠心病、糖尿病、肥胖与高脂蛋白血症常有家庭性聚集现象。
	降低	①甲状腺功能亢进； ②肾上腺皮质机能减退； ③肝功能严重低下。

3. 温馨提示

（1）单纯的高 TG 血症不是冠心病的独立危险因子，只有伴以高 TC、高 LDL - C、低 HDL - C 时才有病理意义。

（2）高脂肪饮食后 TG 升高，一般餐后 2—4 小时达到高峰，8 小时后基本恢复空腹水平。

（3）随着年龄增长，TG 水平升高 50 岁女性高于男性。

（4）饮酒对血清 TG 水平有明显影响，因此检查前禁忌饮酒。

（5）饮食是影响血清 TG 的主要因素，因此查血脂要空腹 12 小时以上，检查前 4 天避免高脂高糖饮食。

（6）我国血脂 TG 分层切点如下：合适范围：<1.70mmol/L；边缘升高：1.70—2.25mmol/L；升高：≥2.26mmol/L。

五、高密度脂蛋白胆固醇（HDL　C）

1. 项目简介　脂蛋白是由脂质和蛋白质组成的复合物，一般分为四大类：乳糜微粒（CM）、低密度脂蛋白（LDL）、高密度脂蛋白（HDL）和极低密度脂蛋白（VHDL）。HDL 是血液中携带胆固醇的一类脂蛋白，它可将周围组织中的胆固醇运载到肝脏进行处理，防止游离胆固醇在肝外组织细胞上沉积，被认为是

"好胆固醇"，能降低斑块的形成，防治和延缓动脉粥样硬化的发展，是临床冠心病保护因子之一。

2. 参考区间及临床意义　HDL-C 的参考区间及临床意义见表 3-28。

表 3-28　HDL-C 的参考区间及临床意义

参考区间		血清：1.04-1.55mmol/L。
临床意义	升高	①原发性高 HDL 血症； ②接受雌激素、胰岛素治疗者。
	降低	①冠心病、脑血管病、高甘油三酯血症； ②肝脏疾病如急慢性肝炎、肝硬化、肝癌； ③糖尿病、肾病综合征、胰腺炎； ④营养不良及素食者。

3. 温馨提示

（1）我国血脂 HDL-C 分层切点如下：升高：≥1.55mmol/L；降低：<1.04mmol/L 提示冠状动脉性心脏病危险增高。

（2）HDL 被称为人体内具有抗动脉粥样硬化的脂蛋白，HDL 水平降低时，心血管病的发病危险也随之增加。

（3）肝脏是 HDL 合成、分泌及降解的场所，因此，伴有肝脏疾病的患者，其 HDL 水平降低。

六、低密度脂蛋白胆固醇（LDL　C）

1. 项目简介　LDL 是载体工具。具体来说，它是胆固醇在血液中常以脂蛋白的形式存在的形式之一。

LDL-C 在人体中主要起转运胆固醇的作用，满足细胞对胆固醇的需要。然而，当 LDL-C 水平过高时，它可能侵入到血管壁的内膜并沉积，进而形成动脉粥样硬化的斑块，因此被视为动脉粥样硬化的主要致病因子。高水平的 LDL-C 与冠心病等心血管疾病的发病率有明显正相关，是评价个体冠心病发生的危险因素的一个重要指标。

2. 参考区间及临床意义　LDL－C的参考区间及临床意义见表3－29。

参考区间	血清：2.07－3.37mmol/L。	
临床意义	升高	①高脂蛋白血症、家族性高胆固醇血症； ②急性心肌梗死、冠心病； ③肾病综合征、慢性肾衰竭； ④糖尿病； ⑤神经厌食及孕妇。
	降低	①营养不良； ②慢性贫血； ③骨髓瘤； ④创伤； ⑤严重肝病。

3. 温馨提示

(1) 我国血脂LDL－C分层切点如下：合适范围＜3.37mmol/L；边缘升高3.37—4.12mmol/L；升高≥4.14mmol/L。

(2) LDL是动脉粥样硬化发生发展的主要脂类危险因素，也是血脂异常防治的首要靶标。

七、载脂蛋白A1（ApoA1）

1. 项目简介　ApoA 有 ApoA Ⅰ、ApoA Ⅱ、ApoA Ⅳ。ApoA Ⅰ 和 ApoA Ⅱ 主要分布在 HDL 中，是 HDL 的主要载脂蛋白。ApoA Ⅰ 由肝和小肠合成，是组织液中浓度最高的载脂蛋白。

血清 ApoAⅠ可以代表 HDL 水平，与 HDL－C 呈明显正相关。实际上 HDL－C 反映 HDL 运载脂质的代谢状态，而 ApoAⅠ则反映 HDL 颗粒的合成与分解代谢。病理状态下 HDL 亚类与组成往往发生变化，则 ApoAⅠ的含量不一定与 HDL－C 成比例，同时测定 ApoAⅠ与 HDL－C 对病理发生状态的分析更有帮助。

2. 参考区间及临床意义　ApoA I 的参考区间及临床意义见表 3 - 30。

表 3 - 30　ApoA I 的参考区间及临床意义

参考区间		血清　男：1.04 - 2.02g/L；女：1.08 - 2.25g/L。
临床意义	升高	①肝脏疾病； ②怀孕以及服用雌激素（如口服避孕药物）等。
	降低	①心脑血管疾病； ②肾病综合征、慢性肾功能衰竭； ③活动性肝炎、慢性肝病； ④糖尿病； ⑤遗传性低-α 脂蛋白血症； ⑥家族性混合型高脂血症。

3. 温馨提示

（1）家族性高 TG 血症患者 HDL - C 往往偏低，但 ApoA I 不一定低，不增加冠心病危险。

（2）家族性混合型高脂血症患者 ApoA I 与 HDL - C 却会轻度下降，冠心病危险性高。

（3）过量饮酒及妊娠期间会有 ApoA I 升高的情况。

八、载脂蛋白 B（ApoB）

1. 项目简介　ApoB100 主要在肝脏合成，是 LDL 的主要结构蛋白，可调节 LDL 从血浆中的清除速率。血液中 ApoB 的测定值可直接反映 LDL 的含量，ApoB 升高水平与 LDL - C 升高水平相当，与冠状动脉疾病危险性升高相关。因而临床检测 ApoB 的浓度主要是用于心脑血管疾病危险性的预测。

2. 参考区间及临床意义　ApoB 的参考区间及临床意义见表 3 - 31。

表 3-31 ApoB 的参考区间及临床意义

参考区间		血清　　　男：0.66-1.33g/L；女：0.60-1.17g/L。
临床意义	升高	①心脑血管疾病、冠心病； ②肾病综合征； ③胆汁淤积； ④怀孕； ⑤糖尿病； ⑥家族性联合高脂血症； ⑦甲状腺功能减退症。
	降低	①肝实质性病变； ②肝硬化； ③服用雌激素； ④甲状腺功能亢进症。

3. 温馨提示　高脂饮食、肥胖及女性使用促黄体生成素可使 ApoB 升高，而运动、素食等可降低 ApoB 水平。

九、脂蛋白 a（Lp（a））

1. 项目简介　脂蛋白（a）是一种结构复杂的载脂蛋白，作为一项常规检测项目，用于冠心病和脑血管疾病危险因素的筛查。当患者有严重的早发冠心病家族史时，医师会同时申请检测脂蛋白（a）和其他一些新的心脏危险标志物（如载脂蛋白 B、超敏 C-反应蛋白、同型半胱氨酸）。

2. 参考区间及临床意义　Lp（a）的参考区间及临床意义见表 3-32。

表 3-32　Lp（a）的参考区间及临床意义

参考区间		血清：0-30mg/dL。
临床意义	升高	①动脉粥样硬化性心脑血管病； ②急性心肌梗死； ③家族性高胆固醇血症； ④糖尿病； ⑤肾病综合征、尿毒症； ⑥外科手术、急性创伤、急性炎症； ⑦除肝癌以外的其他恶性肿瘤。
	降低	①肝脏疾病； ③摄入新霉素等药物后。

3. 温馨提示　目前认为脂蛋白（a）水平升高可能加快心血管疾病的进程。

十、血脂健康管理

1. 定期检查　建议定期进行血脂检查，以便及时发现血脂异常并采取相应的干预措施。

建议 20—40 岁成年人至少每 5 年测量 1 次血脂（包括 TC、TG、HDL-C 和 LDL-C）；建议 40 岁以上男性和绝经期后女性每年检测；动脉硬化性心血管疾病患者及其高危人群，应每 3—6 个月测定 1 次。

2. 健康饮食　保持均衡饮食，适量摄入富含优质蛋白质、维生素和矿物质的食物，减少高脂肪、高糖、高盐食物的摄入。

3. 增加运动　加强体育锻炼，提高身体素质，有助于控制血脂水平。建议每周进行至少 150 分钟的中等强度有氧运动。

4. 戒烟限酒　吸烟和过量饮酒都对血脂水平有不良影响，应尽早戒烟并限制饮酒。

5. 积极治疗相关疾病　如糖尿病、甲状腺功能减退症等可能导致血脂异常的疾病，应积极治疗以控制病情。

血脂调节方式主要包括药物治疗和非药物治疗。非药物治疗包括改善饮食结构，减少高脂肪、高热量食物的摄入，增加膳食纤维的摄入；加强体育锻炼，保持适当的体重；戒烟限酒，避免不良生活习惯等。在必要时，医生会根据患者情况开具降脂药物，以控制血脂水平。

总之，血脂是人体内重要的物质之一，保持血脂在正常范围内对于维护人体健康具有重要意义。通过了解血脂的定义、正常范围、异常危害以及调节方式等方面的知识，我们可以更好地管理自己的血脂水平，预防心血管疾病的发生。

第五节　"甜蜜"如初——血糖代谢检验

一、如何认识血糖？

血液中糖分的含量称为血糖，绝大部分为葡萄糖。体内各组织细胞活动所需的能量大多来自葡萄糖（所以糖是人体的必需）。但血糖又必须保持在一定水平，才能维持体内各器官和组织的需要。糖代谢障碍，首先导致机体障碍，由此可以产生一系列代谢变化，最终造成多方位的代谢紊乱，重者将危及生命。

血糖含量是糖代谢状况的一项重要指标，临床上常见的糖代谢紊乱是指血糖浓度过高或过低。长期过高时，以糖尿病最为常见，会造成眼、肾脏和血管的损伤；血糖浓度过低时，会造成昏迷。血糖水平检测及监测是目前诊断糖代谢异常相关疾病的主要依据（表3-39至表3-41）。

1. 血糖的来源

（1）饭后食物中的糖经过胃肠消化转化成葡萄糖（单糖），被吸收进入血液，是血糖的主要来源。

（2）空腹时可动用贮存在肝脏内的肝糖原及肌肉内的肌糖原，在血糖下降时分解成葡萄糖进入血液。

（3）人体内的蛋白质、脂肪可转化为葡萄糖释放在血液中，此称为糖异生作用。

2. 血糖的去向

（1）血糖的主要去路是在全身各组织中氧化分解成二氧化碳和水，同时释放出大量能量、供人体利用消耗。

（2）消耗不完的血糖（葡萄糖）进入肝脏变成肝糖原储存起来，进入肌肉细胞变成肌糖原储存起来（还有盈余，就转化成中性脂肪，储存在脂肪细胞中），预防血液中血糖过低和需要时使用。

（3）血糖尚可转化为其他营养物质：脂肪、氨基酸（蛋白质）。

（4）转化为细胞的组成部分。

3. 血糖的来源和去向之间的动态平衡

血糖在动态平衡过程中，需要有多种酶和激素的参与，其中较为重要的一种激素就是胰岛素。当胰岛素不足或作用减低时，血糖的去路就发生障碍，结果导致血液中的糖分升高，遂发生糖尿病；当胰岛素过量过强，则血糖被过分利用，就会发生低血糖。当剧烈运动或饥饿时，身体血糖也会缺乏，这时胰高血糖素和肾上腺素就会刺激身体产生葡萄糖（肝、肌、脂肪细胞中储存的糖原释放）以供身体消耗。

其实人体内血糖指标在一定阈值内变化是正常的，它跟人们生活及饮食习惯有很大关联，血糖指标随人体习惯的变化而变化，与人类饮食结构及运动量大小成正比，因此不能一概而论。

表 3 - 39　XX 医院检验结果报告

检验申请：空腹血糖

No	项目	缩写	结果	单位	参考区间
1	葡萄糖	GLU	4.81	mmol/L	3.90 - 6.10

表 3 - 40　XX 医院检验结果报告

检验申请：糖化血红蛋白 A1c

No	项目	缩写	结果		单位	参考区间
1	糖化血红蛋白 A1c	HbA1c	7.6	↑	%	4.00 - 6.00

表 3-41　XX 医院检验结果报告

检验申请：糖化白蛋白

No	项目	缩写	结果		单位	参考区间
1	糖化白蛋白％	GA％	11.76	％		11-16

二、空腹血糖（GLU）

1. 项目简介　血液中的葡萄糖称为血糖。正常人体内血糖浓度相对恒定，是通过体内神经、激素等共同调节，使其来源与去路保持动态平衡的结果。

2. 参考区间及临床意义　GLU 的参考区间及临床意义见表 3-42。

表 3-42　GLU 的参考区间及临床意义

参考区间		血清：空腹 3.9-6.1mmol/L。
临床意义	生理性升高	①饭后 1—2h； ②精神紧张； ③注射葡萄糖及肾上腺素后。
	升高	①糖尿病； ②其他内分泌系统的疾病（如甲状腺功能亢进、垂体前叶嗜酸性细胞腺瘤、肾上腺皮质功能亢进、嗜铬细胞瘤、垂体前叶嗜碱性细胞功能亢进症）； ③水（如呕吐、腹泻、高热）； ④胰腺肿瘤、胰腺炎或胰腺切除后。
	生理性降低	①妊娠期、哺乳期； ②饥饿； ③长期剧烈体力劳动后。
	降低	①过量的胰岛素治疗； ②胰岛细胞增生或肿瘤； ③严重肝病； ④对抗胰岛素的激素分泌不足。

3. 温馨提示

（1）糖尿病有"三多一少"的症状：多食、多饮、多尿，体重减轻。糖尿病患者容易口渴且多尿，病情严重时会有嗜睡甚至昏厥的现象。

（2）空腹葡萄糖的采集是指隔夜空腹（至少禁食 8—10 小时）后，早餐前采血。

三、口服葡萄糖耐量试验（OGTT）

1. 项目简介　OGTT 是在口服一定量葡萄糖后 2 小时内做一系列测定，以评价人体对血糖的调节能力，对确定健康和疾病个体有参考价值。

2. 参考区间及临床意义　OGTT 的参考区间及临床意义见表 3 - 43。

表 3 - 43　OGTT 的参考区间及临床意义

参考区间	口服葡萄糖耐量试验结果在以下范围内为糖耐量正常。 ①空腹：3.9 - 6.1mmol/L； ②30 分钟：5.1 - 9.4mmol/L； ③60 分钟：6.7 - 9.4mmol/L； ④90 分钟：5.6 - 7.8mmol/L； ⑤120 分钟：3.9 - 7.8mmol/L。
临床意义	①糖尿病：空腹升高，服糖后更高，持续时间长；空腹：≥7.0mmol/L，服糖后 2 小时：≥11.0 mmol/L； ②糖耐量减退：空腹：＜7.0mmol/L，服糖后 2 小时：≥7.8—11.1mmol/L； ③空腹血糖损害：空腹：6.1—7.0mmol/L，服糖后 2 小时：＜7.8mmo/L； ④平坦型糖耐量：特点是糖负荷后血糖不以正常形式升高，其不同时间血糖值均低于正常见于小肠吸收不良，垂体功能或肾上腺分泌低下。亦可见于病人姿势不正确而使胃排空延迟所致； ⑤储存延迟型糖耐量：特点为糖负荷后血糖水平急剧升高，峰值出现早且超过 10mmol/L，而 2 小时血糖又低于正常型血糖水平。见于胃切除手术或严重肝病患者等。

3. 温馨提示　WHO 推荐的标准化 OGTT：试验前 3 天，受试者每日食物中糖含量不应低于 150g，且维持正常活动。影响试验的药物应在 3 天前停用，受试前应空腹 10—16 小时。空腹取血后，5 分钟内饮入 250ml 含 75g 无水葡萄糖的糖水，妊娠妇女用量为 100g，儿童按 1.75g/kg 体重给予，总量不超过 75g。服糖后每隔 30 分钟取血 1 次，共 4 次，历时 2 小时。采血同时，每隔 1 小时留取尿液做尿糖测定。整个过程不可吸烟、喝咖啡、喝茶或进食。根据 5 次血糖水平（空腹时时间为 0）绘制糖耐量曲线。

四、糖化血红蛋白（HbA1c）

1. 项目简介　血液中的葡萄糖可以与红细胞中的血红蛋白结合形成"糖化血红蛋白"，红细胞的生命周期约为 120 天，因此直接测定 HbA1c 可有助于了解过去 6—8 周的平均血糖水平。主要用于糖尿病的诊断及疗效评估。糖化血红蛋白是国际公认的糖尿病监控"金标准"。

2. 参考区间及临床意义　HbA1c 的参考区间及临床意义见表 3-44。

表 3-44　HbA1c 的参考区间及临床意义

参考区间		全血：4.00%　6.00%。
临床意义	升高	糖尿病：主要作为糖尿病患者长期血糖控制的评价指标；反映测定前 1—2 个月血糖的平均水平；协助判断预后糖尿病合并视网膜病的病人、妊娠糖尿病控制的重要参数。
	降低	①溶血性贫血；②镰状细胞特征；③显著血液流失或慢性血液丧失。

3. 温馨提示

（1）糖化血红蛋白与血糖控制情况自评方法：糖化血红蛋白结果 4%—6%，血糖控制正常；糖化血红蛋白结果 6%—7%，血糖控制比较理想；糖化血红蛋白结果 7％—8％，血糖控制一般；糖化血红蛋白结果 8％—9％，血糖控制不理想，多注意饮食结构及运动，建议在医生指导下调整治疗方案；若糖化血红蛋白结果＞9％，表示血糖控制很差，是慢性并发症发生发展的危险因素。

（2）一些影响红细胞寿命的病理因素会影响结果的真实性，但 HbA1c 仍可用于监测上述患者，其测定值必须与自身以前测定值做比较，而不是与参考区间做比较。

（3）用胰岛素治疗的糖尿病患者，应将 HbA1c 作为常规检测指标，至少每 3 个月一次。

（4）在某些临床如糖尿病妊娠或调整治疗时，每 4 周测定一次，可及时提供有价值的信息。

（5）此项检测一般无须空腹。

五、糖化白蛋白（GA）

1. 项目简介　糖化白蛋白是血清蛋白与葡萄糖发生非酶促反应的产物，可以反映测定前 2—3 周血糖的平均水平，是反映过去 2—3 周平均血糖水平的一项指标。这一指标对于评估血糖控制情况具有重要意义，尤其在糖尿病患者中，其含量变化有助于了解血糖的控制情况。

2. 参考区间及临床意义　GA 的参考区间及临床意义见表 3－45。

表 3－45　GA 的参考区间及临床意义

参考区间		血清：11％　16％
临床意义	升高	糖尿病。

3. 温馨提示

（1）糖化白蛋白在治疗效果的确认以及临床用药量的调整方面比糖化血红蛋白具有优势。在许多血红蛋白代谢异常的情况下，糖化白蛋白的结果不受影响，因此它被视为血糖监测的首选指标。

（2）糖化白蛋白只是评估血糖控制情况的一个指标，不能替代其他血糖监测方法。

（3）反映糖尿病患者 2—3 周的血糖平均水平，其含量不受进食、运动、机体状况及血糖的影响。同一患者前后连续检测结果比较更有价值。

六、测量血糖的注意事项有哪些？

糖尿病患者测量空腹血糖前，要从前一日三餐后至次日清晨做检查时空腹 8—12 小时（避免前一日进食过多），同时，还要保证充足的睡眠，避免情绪激动和过于剧烈活动等，因为这些因素都会导致血糖升高。检查最好在早晨 6—8 时，超过 10 时后的"超空腹"状态也会影响检查结果的可靠程度（8 时以后血糖会越来越高，不能真实反映情况），喝少量白开水不会干扰血糖的检测结果。

测量血糖误区：①重视空腹血糖，不重视餐后血糖。认为空腹不是很高就正常了，其实餐后血糖高对心脑血管更加有害；②只关注血糖高低，而忽略糖化血红蛋白变化。血糖只反映 15 分钟内的变化，糖化血红蛋白能反映 3 个月的血糖总体水平，而且主要反映餐后血糖水平。

此外，餐后血糖高主要由几种原因造成：①饭后立即吃水果；②饭后立即"百步走"，饭后 20 分钟以后可以活动，以温和运动为宜；③饭后抽烟，饱餐后胃肠蠕动加强，血循环加快，香烟中毒物容易进入人体；④饱餐后烦躁易怒，生气会分泌一些激素，从而拮抗胰岛素的作用，引起血糖升高；⑤饭后立即睡觉，这样会使食物滞留在肠胃中，不能很好被消化吸收。所以从细节、小事着手，才能避免餐后血糖升高。

七、糖尿病患者如何自我管理？

1 型糖尿病有家族性发病的特点，如果父母患有糖尿病，那么与无此家族史的人相比，后代更易患上此病。2 型糖尿病目前被认为有多种发病因素，遗传只是其中之一。因此，即使父母双方均有糖尿病，子女也并非一定会患糖尿病。糖尿病不是遗传病，其子女最终是否患糖尿病，并非完全由遗传因素决定，还有很多其他因素，比如运动少、营养过剩、生活压力增大等。但是，糖尿病患者的子女较非糖尿病患者的子女更易患糖尿病。因此，想要避免子女患上糖尿病，就要让其养成良好的日常生活习惯。

如果已经患糖尿病，我们需要做的就是控制好血糖。控制血糖并不是每天按时监测、吃药就可以了，它需要在多个战场同时作战。目前控制血糖需要关注 5 个方面，分别为：药物治疗、血糖监测、饮食疗法、运动疗法和糖尿病健康教育。

1. 药物治疗　合理用药是控制糖尿病的主要手段，糖尿病的治疗药物主要包括胰岛素及其类似物、口服降糖药和 GLP－1 类似物（拟似物）。药物的使用一定要在专业医生的指导下进行。目前还没有一种药物能够完全根治糖尿病，所以治疗糖尿病并没有最好的药，只有适合的药。所谓适合的药，就是对这个患者的治疗有效，因为糖尿病是终身性的疾病，所以还要同时考虑患者的经济问题等多种因素。治疗糖尿病，需要因人施治、个体化治疗、防治结合且综合达标。

2. 血糖监测　血糖监测是对治疗效果的评价，经常观察和记录血糖水平，系统监测病情可以为制定合理的治疗方案提供依据糖尿病患者的饮食与血糖值密切相关，餐前与餐后的血糖监测结果是检验药物和饮食控制效果的黄金指标。

由于食物具有多样性，且每一种食物都有较多的烹饪方式，所以，现实生活中很难按部就班地依照一个标准来进行饮食，这样就给血糖控制带来极大的困扰。糖尿病的控制在很大程度上需要依靠患者自己。在进行糖尿病饮食治疗的同时，必须配合血糖的监测来保证饮食控制的有效性。同时，血糖监测还可以帮助患者摸索出适合自己的饮食管理方案，让患者在安全自信的氛围中充分享受美食带来的乐趣，通过血糖的自我监测，患者还可以及时准确地了解自己的血糖变化，寻找适合自己的食物种类，从而调整食物的摄入量、种类及用药的时间等。此外，将自己的血糖变化控制在相对安全的范围内，是远离糖尿病并发症的重要方法。

3. 饮食疗法　饮食疗法是预防和治疗各种类型糖尿病的基础。是否把饮食控制做到位，是检验患者对糖尿病知识掌握程度的重要标志，也是关乎糖尿病患者能否控制体重和血糖的重要前提。

饮食疗法以合理控制食物总热量和成分比例，减轻和避免肥胖为原则，从而减轻胰岛负担，降低血糖，改善症状。糖尿病饮食疗法的优势为操作方便、安全、经济且疗效明显。良好的饮食控制可以减少降糖药物或胰岛素的用量，从根本上保护胰岛细胞的功能。

4. 运动疗法　运动疗法也是糖尿病治疗中不可或缺的重要部分，与饮食疗法一样，是糖尿病的基础治疗方法。运动对于患者有诸多好处：①消耗身体内过多的糖分有利于2型糖尿病患者降低血糖；②可改善身体状况，减少脂肪，增加肌肉含量；③可增加骨密度，促进骨钙的合成，防止骨质疏松，预防骨折；④可帮助降低血脂，减少心脑血管并发症的发生；⑤可帮助患者释放生活压力，缓解紧张情绪；⑥可以改善睡眠质量，提高睡眠效率；⑦可增加机体的抗病能力，同时提高生活质量及幸福指数。糖尿病患者在运动时切记要根据自己的实际情况，选择适合自己的运动方式和运动量。

5. 糖尿病健康教育　糖尿病健康教育的重要性和必要性由糖尿病本身的性质所决定。糖尿病是常见病，是终身性疾病、全身性疾病，需要患者及家属的密切配合。为了使糖尿病治疗获得满意的效果，需要对病人及其家属进行糖尿病知识教育。通过糖尿病健康知识科普，让患者增加对糖尿病的认知，提高对糖尿病的重视程度调整心态，正确对待糖尿病，控制血糖减少并发症的发生。

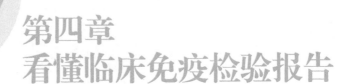

第四章
看懂临床免疫检验报告

第一节 心"肝"情愿——乙肝五项检验

一、如何认识乙肝？

病毒性肝炎是由多种肝炎病毒引起的常见传染病，具有传染性强、传播途径复杂、流行面广泛，发病率较高等特点。临床上主要表现为乏力、食欲减退、恶心、呕吐、肝大及肝功能损害，部分患者可有黄疸和发热。有些患者出现荨麻疹、关节痛或上呼吸道症状。病毒性肝炎分甲型、乙型、丙型、丁型和戊型肝炎五种。以往所谓的非甲非乙型肝炎（NANBH）经血行感染者称输血后非甲非乙型肝炎（PT－NANBH），通过粪-口感染的称为肠道传播的非甲非乙型肝炎（ET－NANBH），近年来经分子生物学技术研究，证实上述非甲非乙型肝炎的病原引起病毒性肝炎者有两种类型，前者称丙型肝炎（HC），后者称戊型肝炎（HE）。急性肝炎患者大多在6个月内恢复，乙型、丙型和丁型肝炎易变为慢性，少数可发展为肝硬化，极少数呈重症经过。慢性乙型、丙型肝炎与原发性肝细胞癌的发生有密切关系。

乙型病毒性肝炎（简称乙肝），是由乙型肝炎病毒（HBV）引起的以肝脏病变为主的一种传染病。乙型肝炎病毒是一种DNA病毒，具有极强的生存能力，能够抵抗外界环境的侵害，长期潜伏在人体内部，引起持续的感染。病毒主要通过侵入肝细胞并在其中复制，导致肝细胞受损，进而引发肝炎。

乙型肝炎病毒（HBV）感染呈世界性分布，在我国更是高达50％的感染率。我国一般人群的HBsAg阳性率为9.09％。接种与未接种乙型肝炎疫苗人群的HBsAg阳性率分别为4.51％和9.51％。人类感染乙型肝炎病毒可以引起多种不同的感染状态，包括无症状携带者、亚临床型、临床型急性自限性肝炎、慢性肝炎，以及各种重型肝炎。

HBV感染的自然史一般可分为3个期，即免疫耐受期、免疫清除期和非活动或低（非）复制期。在青少年和成人期感染HBV者中，仅5％—10％发展成慢性，一般无免疫耐受期。发生肝硬化的高危因素包括：病毒高载量、HBeAg持续阳性、ALT水平高或反复波动、嗜酒、合并HCV、HDV或HIV感染等。HBV感染是肝细胞性肝癌（HCC）的重要相关因素，肝硬化患者发生HCC的高危因素包括：男性、年龄、嗜酒、黄曲霉素、合并HCV或HDV感染、持续的肝脏炎症、持续HBeAg阳性及HBV－DNA持续高水平等。HCC家族史也是相关因素，但在同样的遗传背景下，HBV病毒载量更为重要。

HBV感染后约10％转为慢性，轻度慢性肝炎一般预后良好，仅少数转为肝硬化。中度慢性肝炎预后较差，其中较大部分转为肝硬化，小部分转为肝细胞癌，后者多同时伴有或经过肝硬化过程。重度慢性肝炎容易发展为肝衰竭或失代偿期肝硬化。

当前，乙肝在全球范围内仍是一个重要的公共卫生问题。尽管随着医疗技术的进步和预防措施的加强，乙肝的发病率和死亡率已有所下降，但感染人数仍然庞大，特别是在一些发展中国家和医疗资源匮乏的地区。未来，乙肝的防控工作需要继续加强，通过提高疫苗接种率、加强健康教育、改善医疗条件等措施，降低乙肝的发病率和感染率，减轻其对人类健康和社会发展的影响。

二、什么是乙肝五项检查？

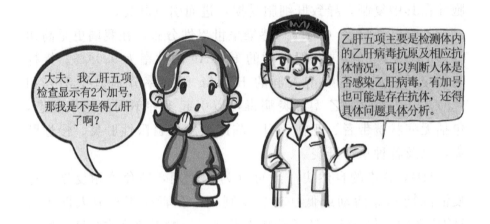

大夫，我乙肝五项检查显示有2个加号，那我是不是得乙肝了啊？

乙肝五项主要是检测体内的乙肝病毒抗原及相应抗体情况，可以判断人体是否感染乙肝病毒，有加号也可能是存在抗体，还得具体问题具体分析。

　　乙肝五项检查，也称为乙肝两对半检查，是临床上用于诊断乙型肝炎病毒感染的重要方法。这五项指标包括乙肝表面抗原（HBsAg）、乙肝表面抗体（HBsAb）、乙肝 E 抗原（HBeAg）、乙肝 E 抗体（HBeAb）以及乙肝核心抗体（HBcAb）。乙肝五项检查分为定性和定量两种形式，其中定性结果（表 4-1）以阴阳性进行报告，定量结果（表 4-2）以数值的形式进行报告。接下来将针对定性定量两种模式分别进行介绍。

表 4-1　XX 医院检验结果报告

检验申请：乙肝五项定性

No	项目	缩写	结果	参考区间
1	乙肝表面抗原定性	HBsAg	阴性	阴性
2	乙肝表面抗体定性	HBsAb	阳性	阴性
3	乙肝 e 抗原定性	HBeAg	阴性	阴性
4	乙肝 e 抗体定性	HBeAb	阴性	阴性
5	乙肝核心抗体定性	HBcAb	阴性	阴性

表 4-2　XX 医院检验结果报告

检验申请：乙肝五项定量

No	项目	缩写	结果	单位	参考区间
1	乙型肝炎病毒表面抗原	HBsAg	0.100	COI	<1
2	抗乙型肝炎病毒表面抗体	HBsAb	<3.100	IU/L	<10
3	乙型肝炎病毒 e 抗原	HBeAg	0.110	COI	<1.0
4	抗乙型肝炎病毒 e 抗体	HBeAb	0.610	COI	<0.8
5	抗乙型肝炎病毒核心抗体	HBcAb	0.070	COI	<0.5

三、乙肝表面抗原（HBsAg）

1. 项目简介　乙肝表面抗原是乙型肝炎病毒的外壳蛋白，其存在表示体内有乙型肝炎病毒的感染。当 HBsAg 检测结果为阳性时，意味着患者可能正在经历急性或慢性乙肝病毒感染。需要注意的是，HBsAg 的阳性结果并不能直接反映病毒复制的情况或病情的严重程度。

2. 参考区间及临床意义　HBsAg 的参考区间及临床意义见表 4-3。

表 4-3　HBsAg 的参考区间及临床意义

定性	阳性已经感染乙型肝炎病毒。阳性半年或 1 年以上为 HBV 慢性携带者，部分病人将发展为慢性肝炎、肝坏死、肝硬化，少数患者还可发生肝细胞癌。
定量	增高：见于乙型肝炎潜伏期和急性期、慢性 HBsAg 携带者、慢性活动性肝炎、慢性迁延性肝炎、肝硬化、肝癌等。

四、乙肝表面抗体（HBsAb）

1. 项目简介　乙肝表面抗体是机体针对乙型肝炎病毒表面抗

原产生的特异性抗体。HBsAb 的阳性结果通常表示机体对乙肝病毒具有免疫力，可能是通过自然感染后的恢复或接种乙肝疫苗获得。若 HBsAb 的滴度越高，表示机体对乙肝病毒的抵抗力越强。

2. 参考区间及临床意义　HBsAb 的参考区间及临床意义见表 4 - 4。

表 4 - 4　HBsAb 的参考区间及临床意义

定性	HBV 免疫性中和抗体，阳性表示有免疫力或疫苗接种成功标识
定量	增高：见于既往感染 HBV，现已恢复，且对 HBV 有一定免疫力；接种乙型肝炎疫苗后，被动性获得抗体

五、乙肝 E 抗原（HBeAg）

1. 项目简介　乙肝 E 抗原是乙型肝炎病毒内部的一种可溶性蛋白，其存在通常表示病毒在体内复制活跃，传染性强。HBeAg 阳性常见于急性乙肝的早期和慢性乙肝的活动期。对于慢性乙肝患者，HBeAg 的持续阳性可能意味着病情较重，预后较差。

2. 参考区间及临床意义　HBeAg 的参考区间及临床意义见表 4 - 5。

表 4 - 5　HBeAg 的参考区间及临床意义

定性	HBeAg 阳性提示 HBV 复制旺盛，病毒数量多，有较强的传染性。HB-sAg 和 HBeAg 同时阳性为 HBV 活动携带者，传染性比 HBsAg 单独阳性强 5—9 倍。
定量	增高：见于 HBV 活跃复制期，传染性强，该指标持续升高者易转变为慢性肝炎。患乙型肝炎的孕妇增高时会垂直传播给新生儿。

六、乙肝E抗体（HBeAb）

1. 项目简介 乙肝E抗体是机体针对乙肝E抗原产生的特异性抗体。HBeAb 的阳性结果通常表示病毒复制减少，传染性降低，病情趋于稳定。然而，在某些情况下，如乙肝病毒发生变异时，HBeAb 阳性可能并不表示病情好转。

2. 参考区间及临床意义 HBeAb 的参考区间及临床意义见表 4 - 6。

表 4 - 6 HBeAb 的参考区间及临床意义

定性	HBeAb 阳性是 HBV 复制减少和传染性减弱的标志。提示传染性明显减弱或疾病在恢复过程中。有时可与 HBsAb 并存数月或数年。
定量	降低：见于急性感染恢复期，慢性乙型肝炎。部分慢性乙型肝炎病人、肝硬化、肝癌病人可检出。

七、乙肝核心抗体（HBcAb - IgM）

1. 项目简介 乙肝核心抗体是针对乙型肝炎病毒核心抗原的抗体。HBcAb 分为 IgM 和 IgG 两种类型，IgM 型核心抗体阳性表示近期有乙肝病毒感染，而 IgG 型核心抗体阳性则表示既往感染过乙肝病毒。无论是急性乙肝还是慢性乙肝，只要感染过乙肝病毒，就会在机体内留下乙肝核心抗体的印记。

2. 参考区间及临床意义 HBcAb - IgM 的参考区间及临床意义见表 4 - 7。

表 4 - 7 HBcAb - IgM 的参考区间及临床意义

定性	阳性：乙型肝炎病毒急性感染或慢性乙型肝炎急性发作，有强传染性。
定量	降低：表示患者正在感染乙型肝炎病毒，或为既往感染乙型肝炎病毒，具有流行病学意义。

八、乙肝五项常见模式解释

乙肝五项常见模式解释见表 4-8。

表 4-8　乙肝五项常见模式解释

1 HBsAg	2 HBsAb	3 HBeAg	4 HBeAb	5 HBcAb	意义
−	−	−	−	−	过去和现在均为感染 HBV
+	−	−	−	−	急性感染和慢性携带者 HBV，有传染性
+	−	+	−	+	"大三阳"，急慢性乙肝，传染性很强
+	−	−	+	+	"小三阳"，急慢性乙肝，传染性较强
−	−	−	−	+	曾感染过 HBV 或急性传染期
−	+	−	+	+	感染 HBV 康复期，有免疫力

九、乙肝患者应如何进行日常调养？

乙型肝炎是一种慢性、长期的疾病，对患者的生活质量和健康状态都有较大的影响。因此，乙肝患者在日常生活中需要特别注意保养与调养，以维持良好的身体状态，减轻疾病带来的不适。以下是乙肝保养与调养的八个方面。

1. 饮食调整，以清淡为主　乙肝患者的饮食应以清淡、易消化、营养丰富的食物为主。增加蔬菜、水果的摄入，减少油腻、辛辣、刺激性食物的摄入，有助于减轻肝脏负担，促进肝细胞修复。同时，要注意少食多餐，避免过饱过饥，保持规律的饮食习惯。

2. 保证充足睡眠，利于身体修复　充足的睡眠对乙肝患者尤为重要。良好的睡眠可以促进肝细胞再生和修复，有助于恢复肝功能。患者应养成规律的作息习惯，保证每晚7—8小时的睡眠时间，避免熬夜和过度劳累。

3. 禁烟酒，避免刺激　烟酒对肝脏的损害是众所周知的。乙肝患者必须坚决戒烟限酒，以免加重肝脏负担，导致病情恶化。同时，要避免接触其他对肝脏有害的物质，如毒品、化学药品等。

4. 适度运动，强身健体　适度的运动可以增强乙肝患者的体质，提高抵抗力，有助于康复。患者可以选择散步、慢跑、太极拳等轻度运动，避免剧烈运动和过度劳累。运动时要注意循序渐进，逐渐增加运动量，以免对身体造成负担。

5. 定期复查，关注病情　乙肝患者需要定期进行肝功能检查、乙肝病毒载量检测等相关检查，以便及时了解病情变化和治疗效果。医生会根据检查结果调整治疗方案，患者要积极配合，遵循医嘱进行治疗。

6. 情绪调节，保持乐观　情绪对乙肝患者的病情有着重要影响。保持乐观、积极的心态有助于缓解病情，提高生活质量。患者要学会调整自己的情绪，避免过度焦虑、抑郁等负面情绪的影响。可以通过与家人、朋友交流、参加兴趣小组等方式来缓解压力，保持心情愉悦。

7. 补充营养，强化免疫　乙肝患者需要注意补充营养，尤其是维生素、矿物质和蛋白质等。这些营养素对肝脏的修复和免疫力的提升都有重要作用。患者可以通过饮食调整或适当补充营养素来达到目的，但需在医生指导下进行，避免过量或不足。

8. 遵循医嘱，科学治疗　乙肝患者必须严格遵循医生的治疗方案和用药指导，按时服药，不得随意停药或更改药物剂量。同时，要避免自行购买和使用不明来源的药物或保健品，以免对身体造成损害。在治疗过程中，患者要积极与医生沟通，及时反馈病情变化和治疗效果，以便医生调整治疗方案。

总之，乙肝患者的保养与调养是一个长期、全面的过程，需要在日常生活中多加注意。通过合理的饮食、充足的睡眠、适度的运动、情绪调节以及科学的治疗等措施，乙肝患者可以维持良好的身体状态，提高生活质量，减轻疾病带来的不适。

第二节　"瘤"言蜚语——肿瘤标志物检验

一、肿瘤标志物是什么？

肿瘤标志物（TMs）是指在恶性肿瘤的发生和增殖过程中由肿瘤细胞直接产生或由机体对肿瘤反应而异常产生或升高的一类物质。理想的肿瘤标志物应具备以下特点：对恶性肿瘤有高度特异性；对恶性肿瘤类型也具有特异性；能用于肿瘤早期诊断和筛查，标志物含量能反映肿瘤负荷，因而能作为判断肿瘤预后、评价疗效和检测复发转移的方法。

肿瘤标志物包括蛋白质、激素、酶（同工酶）及癌基因产物等，存在于患者的血液、体液、细胞或组织中，对其进行定量、定性测定，可为判断是否存在肿瘤、肿瘤的类型、肿瘤的发展阶段、疗效及预后评估、肿瘤复发和转移的监测等提供实验依据（表4-9）。

表4-9　XX医院检验结果报告

检验申请：肿瘤标志物检查

No	项目	缩写	结果		单位	参考区间
1	癌胚抗原	CEA	8.31	↑	ng/mL	0.00—4.00
2	甲胎蛋白	AFP	5.38		ng/mL	0.00—7.00
3	糖链抗原125	CA125	13.91		U/mL	0.00-35.00
4	糖链抗原19-9	CA19-9	61.74	↑	U/mL	0.00-37.00
5	糖链抗原15-3	CA15-3	25.30	↑	U/mL	0.00-25.00
6	铁蛋白	FER	426.85		ng/mL	30.00-400.00
7	前列腺特异抗原	PSA	0.25		ng/mL	0.00-4.00

与肿瘤相关的标志物很多，有明确临床意义的有近百种。根据肿瘤标志物本身的化学特性，可分为以下 7 类。

1. 酶类标志物　肿瘤的发生、发展涉及全身多种酶类，酶的变化从一定程度上反映肿瘤在体内的变化，因此可能成为肿瘤标志物。由于酶的活性受多种因素影响和干扰，故而稳定性较差，特异性也相对较低。

（1）乳酸脱氢酶（LDH）：LDH 是糖代谢中的主要酶，催化乳酸成为丙酮酸的氧化反应，广泛分布于各种组织器官中血清。细胞损伤会引起 LDH 水平升高，肿瘤组织中糖的无氧酵解增强，也促使 LDH 升高。在卵巢上皮性癌和生殖细胞肿瘤等恶性肿瘤的辅助诊断方面有一定参考价值。

（2）碱性磷酸酶（ALP）：ALP 能水解各种磷酸酯键，在磷酸基的转移中起重要作用。ALP 来自肝脏、胎盘和骨组织。其异常提示肝癌、胆管癌，前列腺癌等。其同工酶胎盘型 ALP（PALP）在滋养层合成，妊娠妇女血清 PALP 升高，卵巢癌等肿瘤风险也可升高。

（3）神经元特异性烯醇化酶（NSE）：NSE 是糖酵解中的关键酶，存在于神经组织和神经内分泌系统。NSE 和病情的发展相关，其值越高，疾病恶性程度越高。

2. 糖类标志物　肿瘤细胞内糖基化过程发生变异，导致细胞分泌性或细胞膜上的糖蛋白或糖脂中的糖基序列发生改变，形成了新的特殊抗原。常用于妇科恶性肿瘤辅助诊断的此类标志物有 CA125、CA19 - 9、CA15 - 3、CA72 - 4、CA549 等。

（1）癌抗原 125（CA125）：对浆液性癌的诊断有相对特异性，可用于浆液性卵巢癌、子宫内膜癌、乳腺癌等恶性肿瘤的辅助诊断和随访。但是一些良性病变如子宫内膜异位症、盆腹腔炎症等，甚至是早期妊娠和正常妇女中也可能升高。

（2）糖链抗原 19 - 9（CA19 - 9）：CA19 - 9 升高通常见于黏液性囊腺癌及胃肠道来源的恶性肿瘤。成熟性囊性畸胎瘤（MCT）患者血清 CA19 - 9 值也可能有升高。

（3）糖链抗原 15 - 3（CA15 - 3）：CA15 - 3 升高见于胰腺癌、肺癌、乳腺癌、卵巢癌等恶性肿瘤。

（4）糖链抗原 72 - 4（CA72 - 4）：CA72 - 4 异常升高在各种消化道肿瘤、卵巢癌均可产生。

（5）癌抗原 549（CA549）：乳腺癌、卵巢癌、前列腺癌、肺癌患者 CA549 可上升；怀孕妇女和良性乳腺瘤、肝病患者 CA549 略微升高。

3. 蛋白质类标志物　大多数实体瘤是由上皮细胞衍生而来，当肿瘤细胞快速分化、增殖时，一些在正常组织中不表现的细胞类型或组分大量出现，成为肿瘤标志物。

最常见的是铁蛋白。铁蛋白是一种铁结合蛋白，对体内铁的转运、贮存及铁代谢调节具有重要作用，是铁的主要贮存形式。肝瘤、胰癌、霍奇金淋巴瘤、白血病、卵巢癌等恶性肿瘤铁蛋白可升高；肝病、铁负荷增多时铁蛋白也可升高。

4. 激素类标志物　某些恶性肿瘤可分泌异位激素，或是使得相应的激素受体增加，这些异常的激素或受体可提示肿瘤的存在和发展。

（1）人绒毛膜促性腺激素（HCG）：β - HCG 具有较高特异性，对卵巢原发性绒癌、胚胎癌具有特异性诊断价值。部分乳癌、胃肠道癌、肺癌，良性疾病如肝硬化、十二指肠溃疡、炎症也可见 β - HCG 轻度异常。

（2）雌、孕激素及其受体：雌激素受体（ER）和孕激素受体（PR）主要分布于子宫、宫颈、阴道及乳腺等靶器官的雌、孕激素靶细胞表面，能与相应激素特异性结合，进而产生生理或病理效应。不同分化程度的恶性肿瘤，其 ER、PR 的阳性率也不同。卵巢恶性肿瘤中随着分化程度的降低，PR 阳性率也随之降低；同样，子宫内膜癌和宫颈癌 ER、PR 阳性率在高分化肿瘤中明显较高。

有内分泌功能的卵巢恶性肿瘤分泌的激素可作为肿瘤标志物，如颗粒细胞瘤分泌雌激素。

5. 胚胎性抗原标志物　许多只应在胚胎期才具有的蛋白质随胎儿出生而逐渐停止合成和分泌，但在肿瘤状态时，机体中一些基因被激活，使机体重新生成和分泌这些胚胎期和胎儿期的蛋白。

（1）癌胚抗原（CEA）：胎儿在妊娠两个月后由消化道分泌CEA，出生后消失。CEA异常升高提示胃肠癌、乳腺癌、卵巢黏液性癌，但需与肝硬化、肺气肿、直肠息肉、良性乳腺炎、溃疡性结肠炎相鉴别。癌肿浸润、转移时CEA明显升高，CEA水平持续升高提示预后不良。

（2）甲胎蛋白（AFP）：AFP在胚胎发育期由卵黄囊和肝脏合成，成人后当肝细胞被破坏后再生、肝癌和生殖细胞肿瘤时血清AFP浓度上升。

6. 基因类标志物　肿瘤的发生、发展是多因素、多阶段、多基因共同参与的结果。癌基因的激活或突变，抑癌基因的缺失或突变，可被探查作为肿瘤诊断和治疗的依据。与妇科肿瘤相关的癌基因或抑癌基因如下。

（1）CerbB-2基因（HER/neu基因）：多见于乳腺癌（Paget病）、卵巢癌和胃肠道肿瘤。

（2）p53基因：与包括宫颈癌、卵巢癌在内的多种肿瘤的分级、进展有关。

（3）乳腺癌易感基因1/2（BRCA1/2）：BRCA1/2基因是一种抑癌基因，其异常表达与家族性乳腺癌及卵巢癌的发生密切相关，也与胰腺癌、前列腺癌和胃癌之间也存在联系。

（4）PTEN基因：PTEN蛋白在细胞生长、凋亡、黏附、迁移、浸润等方面有重要作用，因而成为众多肿瘤预后的评价指标。

（5）ras基因：临床上，ras基因突变多见于神经母细胞瘤、膀胱炎、急性白血病、乳腺癌、卵巢癌等恶性肿瘤。

（6）myc基因：目前，myc基因蛋白标志主要用在判断肿瘤的复发和转移上。

（7）bcl基因：其表达阳性与肿瘤低分化和顺铂耐药有关。bcl基因在各类淋巴瘤、急慢性白血病、霍奇金淋巴瘤、乳腺癌的甲状腺髓样癌等病中均可呈阳性。

7. 人乳头瘤病毒　人乳头瘤病毒（HPV）属嗜上皮性病毒，现已确定的HPV型别有110余种。目前，国内外已公认HPV感染是导致宫颈癌的主要病因。因此，国内外开始将检测HPV

感染作为宫颈炎的一种筛查手段。

需要注意的是以上指标与相关肿瘤并非完全对应,只能说某种指标的升高提示可能有某种癌症的存在。它们并非完全特异,彼此之间有交叉,具体意义要结合临床分析。

同理,癌症患者的肿瘤标志物降低或恢复正常,不能代表癌症痊愈;治疗过程中出现的肿瘤标志物升高,也不一定便是耐药或复发。

二、癌胚抗原（CEA）

1. 项目简介　作为一种常见的肿瘤标志物,在多种癌症中均可升高,特别是胃肠道肿瘤。通过血液检测 CEA 水平,可以辅助诊断大肠癌、胃癌等恶性肿瘤,并监测治疗效果及复发情况。

癌胚抗原（CEA）是一种富含多糖的蛋白复合物。早期胎儿的胃肠道及某些组织均有合成 CEA 的能力,但妊娠 6 个月以后含量逐渐降低,出生后含量极低。作为一种常见的肿瘤标志物,在多种癌症中均可升高,如见于胰腺癌、结肠癌、直肠癌、乳腺癌、胃癌、肺癌等患者,主要用于辅助恶性肿瘤的诊断、判断预后、监测疗效和肿瘤复发等。

2. 参考区间及临床意义　CEA 的参考区间及临床意义见表4-10。

表 4-10　CEA 的参考区间及临床意义

参考区间	血清：0.00～4.00ng/mL。
临床意义	①动态观察：一般病情好转时 CEA 浓度下降,病情加重时可升高;②结肠炎、胰腺炎、肝脏疾病、肺气肿及支气管哮喘 CEA 轻度升高。

三、甲胎蛋白（AFP）

1. 项目简介　甲胎蛋白（AFP）是在胎儿早期由肝脏和卵黄囊合成的一种血清糖蛋白,出生后,AFP 的合成很快受到抑制。

当肝细胞或生殖腺胚胎组织发生恶性病变时，有关基因重新被激活，使原来已丧失合成 AFP 能力的细胞又重新开始合成，以致血中 AFP 含量明显升高。因此血中 AFP 浓度检测对诊断肝细胞癌及肝细胞恶性肿瘤有重要的临床价值。

2. 参考区间及临床意义　AFP 的参考区间及临床意义见表 4-11。

表 4-11　AFP 的参考区间及临床意义

参考区间	血清：0.00—7.00ng/mL。
临床意义	①原发性肝细胞癌血清 AFP>300ng/mL，有诊断意义； ②生殖腺胚胎肿瘤（睾丸癌、卵巢癌、畸胎瘤等）胃癌或胰腺癌血中 AFP 含量也可升高； ③病毒性肝炎、肝硬化 AFP 有不同程度的升高，通常小于 3×10^5 ng/mL； ④妊娠 3　4 个月，孕妇 AFP 开始升高，7　8 个月达到高峰，但多低于 4×10^5 ng/mL，分娩后 3 周恢复正常。

四、糖链抗原 125（CA125）

1. 项目简介　糖链抗原 125（CA125）在卵巢癌患者血清中明显升高，对于卵巢癌的早期诊断、病情监测及预后评估具有重要价值。此外，CA125 升高也可见于乳腺癌、胰腺癌等其他恶性肿瘤。

2. 参考区间及临床意义　CA125 的参考区间及临床意义见表 4-12。

表 4-12　CA125 的参考区间及临床意义

参考区间	血清：0.00　35.00 U/mL。
临床意义	①卵巢癌血清 CA125 升高，阳性率为 61.4%。治疗有效者 CA125 水平很快下降。若有复发时，CA125 升高可先于临床症状出现之前。因此是观察疗效判断有无复发的良好指标。 ②其他非卵巢恶性肿瘤也有一定阳性率。宫颈癌、宫体癌、子宫内膜癌等的阳性率 43%，胰腺癌 50%，肺癌 41%，胃癌 47%，结直肠癌 34%，乳腺癌 40%。 ③某些非恶性肿瘤，如子宫内膜异位症、盆腔炎、卵巢囊肿、胰腺炎、肝炎、肝硬化等疾病也有不同程度的升高，但阳性率较低。 ④在许多良性和恶性胸腹水中发现有 CA125 升高。羊水中也能检出较高浓度的 CA125。早期妊娠者，也有 CA125 升高的可能。

五、糖链抗原 19-9（CA19-9）

1. 项目简介　糖链抗原 19-9（CA19-9）主要用于胰腺癌的辅助诊断，其水平升高与胰腺癌的进展和预后密切相关。此外，CA19-9 也可见于胆道系统肿瘤和其他消化道肿瘤。

2. 参考区间及临床意义　CA19-9 的参考区间及临床意义见表 4-13。

表 4　13　CA19　9 的参考区间及临床意义

参考区间	血清：0.00　37.00 U/mL。
临床意义	①胰腺癌、胆囊癌、胆管壶腹癌时，血清 CA19　9 水平明显升高，尤其是胰腺癌晚期患者，阳性率可达 75%，是重要的辅助诊断指标，但早期诊断价值不大； ②胃癌的阳性率为 50%，结/直肠癌的阳性率为 60%，肝癌的阳性率为 65%； ③其他恶性肿瘤如乳腺癌、卵巢癌及肺癌等也有一定的阳性率； ④某些消化道炎症，如急性胰腺炎、胆囊炎、胆汁淤积性胆管炎、肝炎、肝硬化等疾病，CA19　9 也有不同程度的升高，但一般升幅较低； ⑤CA19　9 的检测对上述肿瘤的疗效观察，预后判断，复发和转移的诊断均有重要意义。

六、糖链抗原 15-3（CA15-3）

1. 项目简介　糖链抗原 15-3（CA15-3）是乳腺癌的重要标志物，其水平升高与乳腺癌的进展和转移相关。CA15-3 检测有助于乳腺癌的早期诊断、病情评估以及治疗方案的制定。

2. 参考区间及临床意义　CA15-3 的参考区间及临床意义见表 4-14。

表 4-14　CA15-3 的参考区间及临床意义

参考区间	血清：0.00-25.00 U/mL。
临床意义	①乳腺癌患者 CA15-3 升高，但在乳腺癌的初期敏感性较低约为 60%，晚期可达 80%。目前对 CA15-3 的测定主要作为对乳腺癌的辅助诊断指标，对疗效观察，预后判断，复发和转移的诊断也具有重要价值； ②其他恶性肿瘤，如肺癌、结肠癌、胰腺癌、卵巢癌、子宫颈癌、原发性肝癌等，也有不同程度的阳性率； ③肝脏、胃肠道、肺乳腺、卵巢等非恶性肿瘤性疾病，阳性率一般低于 10%。

七、铁蛋白（FER）

1. 项目简介　血清铁蛋白（FER）是一种含铁的蛋白质，其水平升高可能与多种肿瘤相关，如肝癌、肺癌等。通过检测 FER 含量，可以为这些肿瘤的诊断提供线索。

2. 参考区间及临床意义　FER 的参考区间及临床意义见表 4-15。

表 4 - 15　FER 的参考区间及临床意义

参考区间	血清　男：30.00 - 400.00ng/mL；女：13.00 - 150.00ng/mL。
临床意义	①FER 含量升高的程度与肿瘤的活动度及临床分期有关，肿瘤越到晚期，病情越重，FER 值越高，见于鼻咽癌、卵巢癌、肝癌、肾细胞癌等； ②尿液 FER 测定对鉴别泌尿系统恶性肿瘤有一定价值； ③胸腹腔积液 FER 测定有助于良恶性积液的鉴别，FER＞500ng/mL 时考虑恶性，＞1000ng/mL 则高度怀疑恶性积液。

八、前列腺特异抗原（PSA）

1. 项目简介　前列腺特异性抗原（PSA）是具有糜蛋白酶样活性的丝氨酸蛋白酶，属激肽释放酶基因家族。PSA 主要由前列腺的腺上皮细胞产生并分泌入精液。PSA 的主要功能是分解精液中胶状蛋白质，使胶状的精液液化，增强精子的活动性。少量的 PSA 可从前列腺渗漏入血。但是，血清中 PSA 的升高则见于前列腺的病理状态，如前列腺炎、良性前列腺增生、前列腺癌。

PSA 是前列腺癌的重要标志物，其水平升高常提示前列腺癌的可能性。PSA 检测在前列腺癌的早期筛查、诊断、分期以及治疗效果监测中具有重要作用。此项检查易被患者接受，其结果量化、客观，不受操作者技术的影响。对于接受过外科手术或其他治疗的前列腺癌患者，检测 PSA 对发现肿瘤转移、复发也非常有意义。

需要注意的是前列腺按摩、超声检查和穿刺活检均可造成 PSA 水平明显升高，故应在前列腺检查之前采血。

2. 参考区间及临床意义　PSA 的参考区间及临床意义见表 4 - 16。

表 4 - 16　PSA 的参考区间及临床意义

参考区间	血清：0.00 - 4.00ng/mL。
临床意义	①血清 PSA 浓度的增高，不能直接作为有无前列腺癌的明确证据，前列腺病理活检是前列腺癌的确诊依据； ②如患者血清中含有异嗜性抗体，偶尔会使 PSA 增高； ③射精后 PSA 升高； ④治疗后，如患者有持续性的 PSA 升高或又重新升高，提示肿瘤残存或复发 ⑤激素治疗可能影响 PSA 的表达，使 PSA 降低，因而可能会掩盖旧病复发的指征。

九、血液肿瘤标志物检验如何帮助癌症患者？

血液肿瘤标志物检验在癌症的诊断、治疗和监测过程中扮演着重要角色。通过对血液样本中特定肿瘤标志物的检测，可以为癌症患者提供多方面的帮助。主要体现在以下五个方面。

1. 早期发现肿瘤　血液肿瘤标志物检验的一个重要应用是早期发现肿瘤。部分肿瘤标志物在肿瘤发生的早期阶段即可出现升高，因此，通过定期的血液肿瘤标志物检测，可以及早发现肿瘤的存在。这对于一些早期症状不明显或易于忽视的癌症尤为重要，如肺癌、肝癌等。早期发现肿瘤有助于提高治愈率，降低治疗难度和成本。

2. 监测治疗效果　血液肿瘤标志物检验的另一个重要作用是监测治疗效果。在治疗过程中，通过定期检测肿瘤标志物的水平变化，可以判断治疗是否有效，以及肿瘤是否得到控制或缩小。如果肿瘤标志物水平持续下降，通常表明治疗效果良好；反之，如果水平升高，则可能提示肿瘤进展或复发。这有助于医生及时调整治疗方案，提高治疗效果。

3. 评估预后疗效　血液肿瘤标志物检验还可以用于评估癌症患者的预后。某些肿瘤标志物与癌症的恶性程度、转移情况和生存期密切相关。通过检测这些标志物的水平，可以预测患者的预后情况，从而为制定更加个性化的治疗策略和康复计划提供依据。

4. 指导个性化治疗　血液肿瘤标志物检验对于指导个性化治疗也具有重要意义。不同的癌症类型和患者个体差异可能导致对治疗药物的敏感性和反应不同。通过检测肿瘤标志物，可以了解患者体内肿瘤细胞的特性和生物学行为，从而选择更加适合患者的治疗方案，提高治疗的针对性和有效性。

5. 减少不必要检查　血液肿瘤标志物检验的应用还可以帮助减少不必要的医学检查。对于一些疑似癌症患者，通过检测肿瘤标志物可以初步判断其是否患有癌症，从而避免进行一些不必要或创伤性的检查。这既减轻了患者的经济负担，也降低了其身体和心理上的压力。

附表
中国儿童血细胞及常用
生化检验项目参考区间

附表一　儿童血细胞分析参考区间（WS/T 779－2021）

项目	单位	年龄	静脉血		末梢血	
			男	女	男	女
白细胞计数 （WBC）	$\times 10^9$/L	28 天—＜6 月	4.3—14.2		5.6—14.5	
		6 月—＜1 岁	4.8—14.6		5.0—14.2	
		1 岁—＜2 岁	5.1—14.1		5.5—13.6	
		2 岁—＜6 岁	4.4—11.9		4.9—12.7	
		6 岁—＜13 岁	4.3—11.3		4.6—11.9	
		13 岁—18 岁	4.1—11.0		4.6—11.3	
中性粒细胞绝对值 （Neut＃）	$\times 10^9$/L	28 天—＜6 月	0.6—7.5		0.6—7.1	
		6 月—＜1 岁	0.8—6.4		0.8—6.1	
		1 岁—＜2 岁	0.8—5.8		0.9—5.5	
		2 岁—＜6 岁	1.2—7.0		1.3—6.7	
		6 岁—＜13 岁	1.6—7.8		1.7—7.4	
		13 岁—18 岁	1.8—8.3		1.9—7.9	
淋巴细胞绝对值 （Lymph＃）	$\times 10^9$/L	28 天—＜6 月	2.4—9.5		3.2—10.7	
		6 月—＜1 岁	2.5—9.0		2.8—10.0	
		1 岁—＜2 岁	2.4—8.7		2.7—9.1	
		2 岁—＜6 岁	1.8—6.3		2.0—6.5	
		6 岁—＜13 岁	1.5—4.6		1.7—4.7	
		13 岁—18 岁	1.2—3.8		1.5—4.2	

轻松看懂化验单图文解读健康密码

项目	单位	年龄	静脉血		末梢血	
			男	女	男	女
单核细胞绝对值（Mono#）	$\times 10^9/L$	28 天—<6 月	0.15—1.56		0.25—1.89	
		6 月—<1 岁	0.17—1.06		0.15—1.24	
		1 岁—<2 岁	0.18—1.13		0.20—1.14	
		2 岁—<6 岁	0.12—0.93		0.16—0.92	
		6 岁—<13 岁	0.13—0.76		0.15—0.86	
		13 岁—18 岁	0.14—0.74		0.15—0.89	
嗜酸性粒细胞绝对值（Eos#）	$\times 10^9/L$	28 天—<1 岁	0.07—1.02		0.06—1.22	
		1 岁—18 岁	0.00—0.68		0.04—0.74	
嗜碱性粒细胞绝对值（Baso#）	$\times 10^9/L$	28 天—<2 岁	0.00—0.10		0.00—0.14	
		2 岁—18 岁	0.00—0.07		0.00—0.10	
中性粒细胞百分数（Neut%）	%	28 天—<6 月	7—56		7—51	
		6 月—<1 岁	9—57		9—53	
		1 岁—<2 岁	13—55		13—54	
		2 岁—<6 岁	22—65		23—64	
		6 岁—<13 岁	31—70		32—71	
		13 岁—18 岁	37—77		33—74	
淋巴细胞百分数（Lymph%）	%	28 天—<6 月	26—83		34—81	
		6 月—<1 岁	31—81		37—82	
		1 岁—<2 岁	33—77		35—76	
		2 岁—<6 岁	23—69		26—67	
		6 岁—<13 岁	23—59		22—57	
		13 岁—18 岁	17—54		20—54	

项目	单位	年龄	静脉血		末梢血	
			男	女	男	女
单核细胞百分数（Mono%）	%	28 天—<6 月	3—16		3—18	
		6 月—<2 岁	2—13		2—14	
		2 岁—18 岁	2—11		2—11	
嗜酸性粒细胞百分数（Eos%）	%	28 天—<1 岁	1—10		0.8—11	
		1 岁—18 岁	0—9		0.5—9	
嗜碱性粒细胞百分数（Baso%）	%	28 天—18 岁	0—1		0—1	
红细胞计数（RBC）	$\times 10^{12}$/L	28 天—<6 月	3.3—5.2		3.5—5.6	
		6 月—<6 岁	4.0—5.5		4.1—5.5	
		6 岁—<13 岁	4.2—5.7		4.3—5.7	
		13 岁—18 岁	4.5—5.9	4.1—5.3	4.5—6.2	4.1—5.7
血红蛋白（Hb）	g/L	28 天—<6 月	97—183		99—196	
		6 月—<1 岁	97—141		103—138	
		1 岁—<2 岁	107—141		104—143	
		2 岁—<6 岁	112—149		115—150	
		6 岁—<13 岁	118—156		121—158	
		13 岁—18 岁	129—172	114—154	131—179	114—159
血细胞比容（Hct）	%	28 天—<6 月	28—52		29—57	
		6 月—<1 岁	30—41		32—45	
		1 岁—<2 岁	32—42		32—43	
		2 岁—<6 岁	34—43		35—45	
		6 岁—<13 岁	36—46		37—47	
		13 岁—18 岁	39—51	36—47	39—53	35—48
平均红细胞体积（MCV）	fl	28 天—<6 月	73—104		73—105	
		6 月—<2 岁	72—86		71—86	
		2 岁—<6 岁	76—88		76—88	
		6 岁—<13 岁	77—92		77—92	
		13 岁—18 岁	80—100		80—98	

项目	单位	年龄	静脉血		末梢血	
			男	女	男	女
平均红细胞血红蛋白含量（MCH）	pg	28 天—<6 月	24—37		24—37	
		6 月—<6 岁	24—30		24—30	
		6 岁—18 岁	25—34		26—34	
平均红细胞血红蛋白浓度（MCHC）	g/L	28 天—<6 月	309—363		305—361	
		6 月—18 岁	310—355		309—359	
血小板计数（PLT）	$\times 10^9$/L	28 天—<6 月	183—614		203—653	
		6 月—<1 岁	190—579		172—601	
		1 岁—<2 岁	190—524		191—516	
		2 岁—<6 岁	188—472		187—475	
		6 岁—<12 岁	167—453		177—446	
		12 岁—18 岁	150—407		148—399	

注："♯"代表白细胞分类的绝对值

附表二　儿童临床常用生化检验项目参考区间（WS/T 780－2021）

项目	单位	年龄	参考区间	
			男	女
血清丙氨酸氨基转移酶（ALT）	U/L	28 天—<1 岁	8—71	
		1 岁—<2 岁	8—42	
		2 岁—<13 岁	7—30	
		13 岁—18 岁	7—43	6—29
血清丙氨酸氨基转移酶（ALT）（含 5'-磷酸吡哆醛）	U/L	28 天—<1 岁	10—80	
		1 岁—<2 岁	11—47	
		2 岁—<13 岁	8—30	
		13 岁—18 岁	8—46	6—29
血清天门冬氨酸氨基转移酶（AST）	U/L	28 天—<1 岁	21—80	
		1 岁—<2 岁	22—59	
		2 岁—<13 岁	14—44	
		13 岁—18 岁	12—37	10—31

项目	单位	年龄	参考区间	
			男	女
血清天门冬氨酸氨基转移酶（AST）（含 5'-磷酸吡哆醛）	U/L	28 天—<1 岁	29—80	
		1 岁—<2 岁	27—60	
		2 岁—<13 岁	18—45	
		13 岁—18 岁	15—40	13—33
血清 γ 谷氨酰基转移酶（GGT）	U/L	28 天—<6 月	9—150	
		6 月—<1 岁	6—31	
		1 岁—<13 岁	5—19	
		13 岁—18 岁	8—40	6—26
血清碱性磷酸酶（ALP）	U/L	28 天—<6 月	98—532	
		6 月—<1 岁	106—420	
		1 岁—<2 岁	128—<432	
		2 岁—<9 岁	143—406	
		9 岁—<12 岁	146—500	
		12 岁—14 岁	160—610	81—454
		14 岁—15 岁	82—603	63—327
		15 岁—17 岁	64—443	52—215
		17 岁—18 岁	51—202	43—130
血清总蛋白（TP）	g/L	28 天—<6 月	49—71	
		6 月—<1 岁	55—75	
		1 岁—<2 岁	58—<76	
		2 岁—<6 岁	61—79	
		6 岁—<13 岁	65—84	
		13 岁—<18 岁	68—88	
血清白蛋白（Alb）	g/L	28 天—<6 月	35—50	
		6 月—<13 岁	39—54	
		13 岁—<18 岁	42—<56	

附表 中国儿童血细胞及常用生化检验项目参考区间

项目	单位	年龄	参考区间	
			男	女
血清球蛋白（Glb）	g/L	28 天—<6 月	9—27	
		6 月—<1 岁	10—30	
		1 岁—<2 岁	12—<32	
		2 岁—<6 岁	15—34	
		6 岁—<13 岁	18—38	
		13 岁—<18 岁	19—40	
白蛋白/球蛋白比值（A/G）	/	28 天—<6 月	1.6—3.8	
		6 月—<1 岁	1.4—3.9	
		1 岁—<2 岁	1.3—3.5	
		2 岁—<6 岁	1.2—3.0	
		6 岁—<13 岁	1.2—2.5	
血清钾（K）	mmol/L	28 天—<2 岁	4.2—5.9	
		2 岁—<3 岁	3.9—5.4	
		3 岁—<16 岁	3.7—5.2	
		16 岁—<18 岁	3.5—4.9	
血清钠（Na）	mmol/L	28 天—<6 月	135—150	
		6 月—<1 岁	134—143	
		1 岁—<18 岁	135—145	
血清氯（Cl）	mmol/L	28 天—<6 月	100—116	
		6 月—<18 岁	98—110	
血清尿素（Urea）	mmol/L	28 天—<6 月	0.8—5.3	
		6 月—<1 岁	1.1—5.9	
		1 岁—<2 岁	2.3—6.7	
		2 岁—<18 岁	2.7—7.0	2.5—6.5

项 目	单位	年龄	参考区间	
			男	女
血清肌酐（Crea）	μmol/L	28 天—＜2 岁	13—33	
		2 岁—＜6 岁	19—44	
		6 岁—＜13 岁	27—66	
		13 岁—＜16 岁	37—93	33—75
		16 岁—＜18 岁	52—101	39—76
血清钙（Ca）	mmol/L	28 天—＜18 岁	2.1—2.8	
血清无机磷（IP）	mmol/L	28 天—＜6 月	1.60—2.51	
		6 月—＜1 岁	1.48—2.20	
		1 岁—＜2 岁	1.42—＜2.13	
		2 岁—＜6 岁	1.37—1.99	
		6 岁—＜12 岁	1.25—1.93	
		12 岁—15 岁	1.15—2.01	1.03—1.86
		14 岁—15 岁	0.84—1.71	0.93—1.61

附表　中国儿童血细胞及常用生化检验项目参考区间

127

参考文献

[1] 岳新荣. 诊断学 第2版［M］. 重庆：重庆大学出版社，2022.

[2] 赵秋梅. 现代医学检验学与临床应用［M］. 天津：天津科学技术出版社，2019.

[3] 李峰，朱德艳. 普通高等学校十四五规划生命科学类创新型特色教材 生物化学 第2版［M］. 武汉：华中科技大学出版社，2022.

[4] 翟亚萍，宋继军，魏文启. 轻松看懂化验单［M］. 郑州：河南科学技术出版社，2012.

[5] 王维鹏，魏中南. 简明医学检验参考手册［M］. 武汉：湖北科学技术出版社，2006.

[6] 张念峰. 肾脏疾病的三联疗法［M］. 北京：金盾出版社，2007.

[7] 赫忠慧. 这样运动不生病［M］. 北京：中国人口出版社，2022.

[8] 褚美芬. 教你轻松看懂化验单［M］. 杭州：浙江工商大学出版社，2015.

[9] 鲁卫星. 鲁卫星教你战胜心脑血管病［M］. 南京：江苏凤凰科学技术出版社，2021.

[10] 罗国培. 肿瘤学简史［M］. 上海：上海科学技术文献出版社，2023.

[11] 赵铁建，朱大诚. 全国中医药行业高等教育十四五规划教材 生理学 第5版［M］. 北京：中国中医药出版社，2021.

[12] 陈钢. 肝癌的诊断与多学科治疗研究［M］. 天津：天津科学技术出版社，2021.

[13] 曹微. 现代肾内科疾病与治疗技术［M］. 南昌：江西科学技术出版社，2021.

[14] 张大宁. 以医载道 张大宁谈中医防治癌症［M］. 北京：中国医药科学技术出版社，2022.

[15] 刘向祎. 化验单背后有学问［M］. 北京：人民卫生出版社，2019.

[16] 张国军，赵晖. 检验报告图解手册［M］. 北京：科学出版社，2020.

[17] 张曼. 医学检验结果导读［M］. 北京：化学工业出版社，2021.